KB108075

먹어도~
먹어도~
살찌지 않는
고칼로리 다이어트

먹어도 먹어도 살찌지 않는 고칼로리 다이어트

마음껏 먹고
마음대로
뺀다!

기쿠치 마유코 지음
안혜은 옮김

일본 No. 1
인기 영양사의
초간단 다이어트

이다미디어

1만 명을 관리한 영양사의 '잘 먹고 잘 마시는' 다이어트

'먹어도 먹어도 살찌지 않는다!'

이 책의 제목을 보고 '그런 꿈 같은 이야기가 어디 있어?'라고 생각하는 독자가 많을 것이다.

그렇다면 반드시 이 책을 읽기 바란다.

뭔가 허무맹랑하게 느껴지는 이 제목 속에 바로 다이어트의 성공 비결이 숨어 있기 때문이다.

필자는 28년간 영양사와 운동지도자로 활동하며 다이어트를 원하는 사람들에게 식단과 영양에 대해 코치를 해왔다. 지금까지 그 수만 해도 1만 명이 넘는다.

지금까지의 경험을 통해 단언할 수 있는 것은 **'제대로**

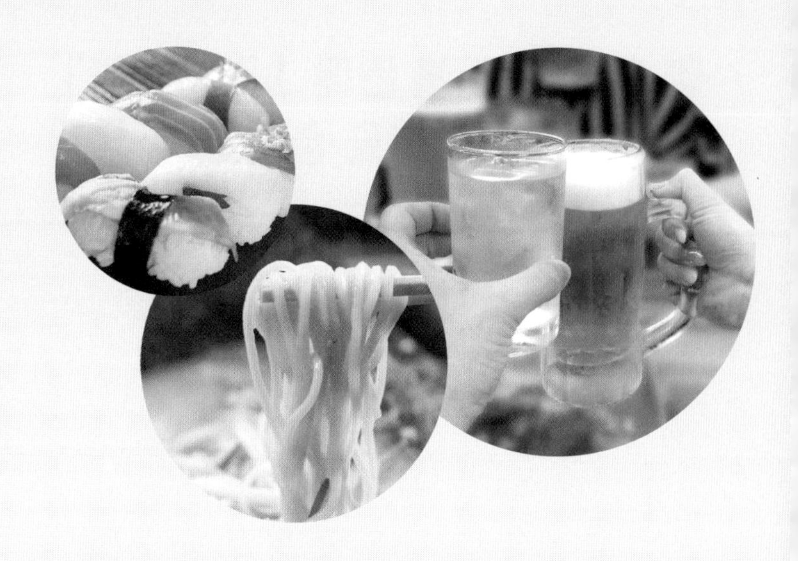

먹는 사람이 다이어트에 성공한다'라는 사실이다. 바로 '잘 먹고 잘 마시는' 것이야말로 다이어트의 성공 비결이다

반면 먹고 싶은 욕구를 억지로 참는 사람은 오히려 더 살이 찐다.

그 결과 스트레스가 쌓이게 되고, 이것이 쌓이고 쌓이다가 마침내 폭식으로 폭발한다.

요요현상은 그렇게 일어나는 것이다.

잘 먹고 '9개월 만에 13kg 감량'!
게다가 요요현상도 없다!

'다이어트를 위해 제대로 먹는다.'

이러한 발상의 전환이 성공적인 다이어트로 이어진다는 사실을 명심하자.

제대로 먹고도 살이 빠진다니, 이보다 더 좋은 방법이 어디 있을까?

필자가 식단을 조언한 사람들 중에는 극단적인 식사 조절 없이 '제대로 먹고 다이어트에 성공한 사람'이 많다. 예를 들면 다음과 같다.

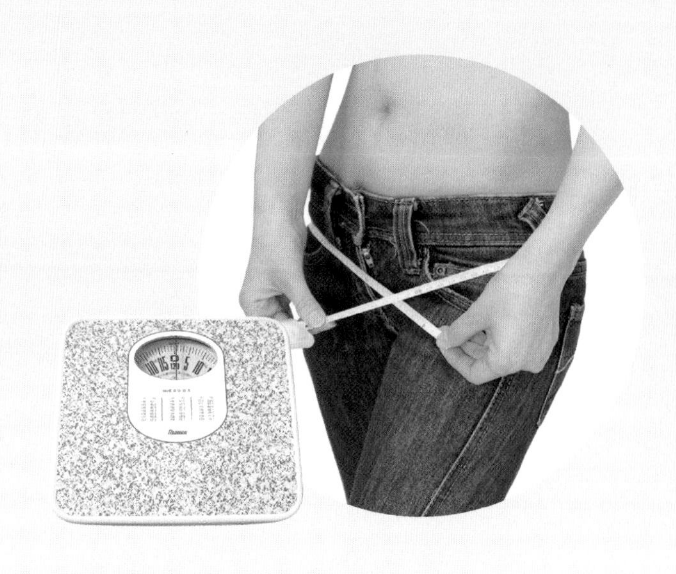

65kg → *52kg*. **9개월 만에 13kg 감량**. (60대 여성)

58kg → *50kg*. **4개월 만에 8kg 감량**. (30대 여성)

79kg → *72kg*. **6개월 만에 7kg 감량**. (40대 남성)

사람마다 효과가 나타나는 방식은 다르지만 편하게 뺐다는 점, 꾸준히 날씬한 체형을 유지하고 있다는 점은 같다.

지금부터 그 꿈 같은 최강의 다이어트 법을 소개한다.

'고기, 치킨!, 맥주'도 문제없다!
양보다 질을 바꿔라!

그렇다면 어떻게 먹어야 할까? 답은 한 가지이다. 식사의 **'양'보다 '질'을 전면적으로 개선**하는 것이다.

여러분이 평소 즐겨 먹는 소고기와 디저트를 예로 들어보자.

'갈비, 안창살보다는 우설이나 등심을 먹는다.'

'쇼트케이크보다는 슈크림을 선택한다.'

메뉴를 고를 때 조금만 생각을 하면 살이 찌는 것을 방지할 수 있다.

심지어는 다이어트의 적이라는 **맥주와 치킨도 마음껏 먹을 수 있다.**

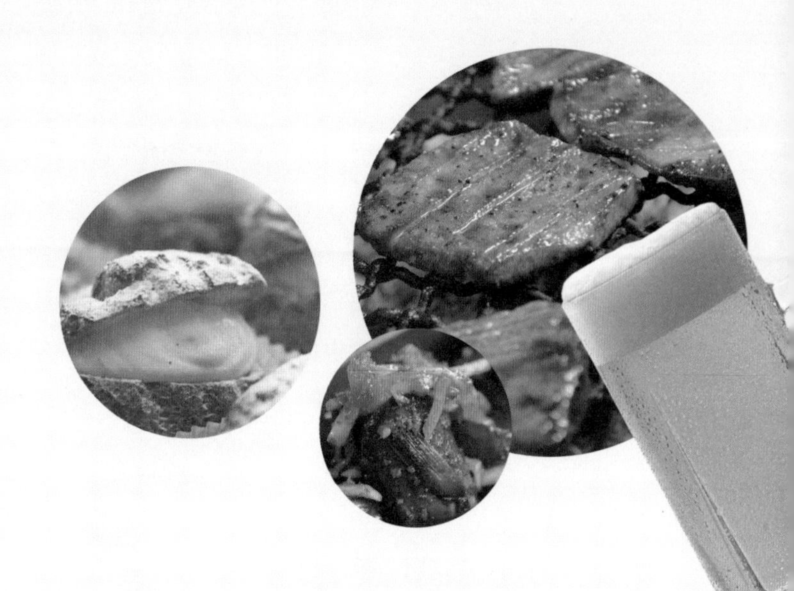

또한 '자기 전에는 따뜻한 우유를 마신다', '과식은 양배추 4분의 1통으로 상쇄된다', '고기, 생선, 콩 제품 등의 단백질을 먹으면 살찌지 않는다' 등 이 책에는 **'맛있게 먹고 즐겁게 살 빼는 팁'**으로 가득하다.

매일 삼시세끼를 잘 챙겨 먹으면서 괴로움 없이 자신이 원하는 이상적인 체형을 만들어보자.

차례

1만 명을 관리한 영양사의 '잘 먹고 잘 마시는' 다이어트 4
잘 먹고 '9개월 만에 13kg 감량'! 게다가 요요현상도 없다! 6
'고기, 치킨, 맥주'도 문제없다! 양보다 질을 바꿔라! 8

1장 마음껏 먹고 마음대로 뺀다!

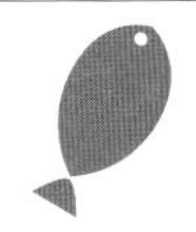

01 '아침식사'는 다이어트의 시작이다 16
02 아침식사로 '체내 시계'를 아침형으로 바꾼다 19
03 뱃살을 빼려면 아침에 플레인 요구르트를 먹자! 22
04 살찌지 않는 사람의 올바른 요구르트 섭취법 25
05 과일만 잘 먹어도 '살 빠지는 체질'이 된다! 28
06 요구르트와 과일을 먹으면 다이어트 효과가 극대화! 31
07 고기, 생선, 콩 제품 등 단백질은 살찌지 않는다 34
08 당질을 에너지로 바꾸는 돼지고기를 먹는다 37
09 '구이'보다 '회'로 먹는 생선이 다이어트에 좋다 40
10 '두부튀김'으로 식물성 단백질을 보충 43
11 '1주일 1회' 낫토로 몸의 지방을 연소시킨다 46
12 양배추 4분의 1통이면 어제의 과식도 OK! 49

2장

왜 먹어도 먹어도 살찌지 않는 것일까?

01 아이스크림은 싸면 쌀수록 다이어트에 좋다? 56

02 슈크림은 맘껏 먹어도 살찌지 않는다 59

03 살찌지 않는 디저트를 선택하는 법 62

04 시오라멘보다 돈코츠라멘이 칼로리가 높은 이유 65

05 라멘 건더기로는 '야채볶음'이 살찌지 않는다 68

06 갈비, 안창살보다 우설이나 등심을 먹자! 71

07 초밥 재료는 전갱이, 오징어, 방어, 넙치를 추천! 74

08 '맘껏 먹어도 살찌지 않는' 최강의 음주법 77

09 '마셔도 마셔도 살찌지 않는' 맥주 마시기 80

10 술과 안주의 궁합을 따져 스트레스 없이 즐기자! 83

11 4가지 생선으로 '지방간'을 예방한다! 86

12 어떤 술과 먹어도 살찌지 않는 아몬드 89

13 음주 후 라멘이 당기는 우리 몸의 생리적 이유 92

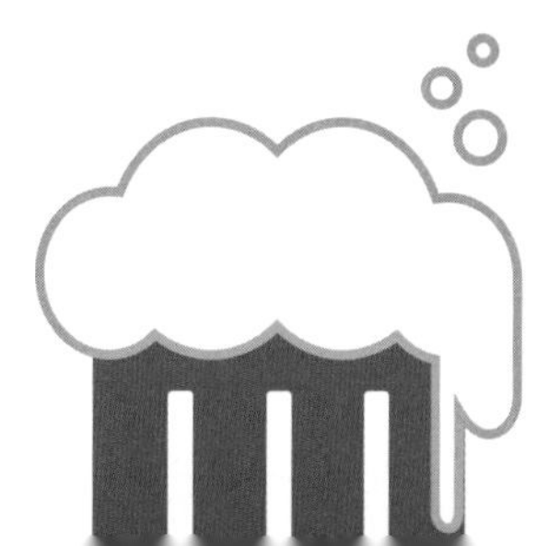

3장
고칼로리와 저칼로리의 상관관계

01 '살찌는 체질이 있다'라는 말이 거짓말인 이유 98
02 '식사 일기'를 기록하면 반드시 빠진다! 101
03 안 먹어도 '살찌는 사람', 먹어도 '안 찌는 사람' 104
04 마가린과 마요네즈가 성인병을 유발하는 원흉! 107
05 '마요네즈' 햄버거는 절대 사양합니다! 110
06 저칼로리 식단만으로 살이 안 빠지는 이유 113
07 '칼로리 제로' 인공감미료가 다이어트를 망친다 116
08 과자의 '단맛'이 아니라 과일의 '신맛'으로 피로 해소! 119
09 돼지고기 살코기로 비타민B_1을 보충한다 122
10 돼지김치전골은 먹을수록 살이 빠지는 음식? 125

4장
읽으면 읽을수록 다이어트가 쉬워진다!

01 비타민B군의 영양소가 '살 빠지는 몸'을 만든다! 132
02 매일 비타민B군이 함유된 식품을 먹자! 135
03 '식사 시간 20분'이 다이어트를 좌우한다 138

04 지방 연소에 효과적인 향신료는 '고추와 생강' 141
05 저녁식사 때 우엉을 먼저 먹으면 살이 빠진다! 144
06 전날 과식을 해소하는 커피숍 런치의 비밀 147
07 '캔 커피'만 끊어도 반드시 날씬해진다! 150
08 '끊기 힘든' 감자칩, 살찌지 않게 먹는 법 153
09 소프트드링크는 살찌는 '설탕물'이다 156

5장 식습관만 바꿔도 살찌지 않는다

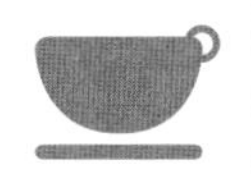

01 스트레스성 비만을 막는 '판토텐산 식품'의 효능 162
02 칼로리 제한 다이어트는 100% 실패한다! 165
03 '먹는 순서만 바꿔도' 식욕이 사라진다! 168
04 날씬한 몸매를 원하면 물을 '자주 많이' 마셔라 171
05 베지터블 퍼스트, 식사 때 야채를 먼저 먹어라! 174
06 야채 주스의 '색깔'로 영양소와 효능을 안다 177
07 '오렌지 주스 1잔'으로 과식과 과음을 방지한다 180
08 자기 전 '따뜻한 우유'는 숙면과 다이어트에 효과! 183
09 잠자리 들기 2시간 전의 '커피와 차'는 비만의 주범 186
10 자기 전에 마시는 술은 다이어트에 독이다! 189

1장

마음껏 먹고
마음대로 뺀다!

01 '아침식사'는 다이어트의 시작이다

'먹어도 먹어도 살찌지 않는다!'

그 꿈을 이루고 싶다면 먼저 아침식사를 제대로 하자.

아침식사가 '하루의 식욕'을 좌우하기 때문이다. 아침식사만 제대로 해도 불필요한 식욕이 자연스럽게 사라진다.

아침식사를 안 하면 공복감이 극에 달한 채 점심식사를 하게 되어 폭식을 하게 마련이다. 그 결과 공복감을 유발하는 호르몬, 즉 인슐린이 과다 분비되어 점심식사

후에도 금세 배가 꺼진다.

그래서 점심을 잔뜩 먹고도 간식이 당기는 것이다. 간식의 칼로리는 무시할 수 없을 만큼 높다. 이런 점을 간과하기 때문에 우리 몸은 '아침식사를 걸러도 살이 안 빠지는' 상태가 되는 것이다.

게다가 공복 상태에서 서둘러 배를 채우고 싶은 나머지, 음식을 대충 씹어 삼키느라 식욕이 해소되지 않는다.

꼭꼭 씹어 먹어야 불필요한 식욕을 없앨 수 있다.

음식을 많이 씹을수록 소화, 흡수가 느려져서 공복감을 유발하는 인슐린의 분비가 억제된다.

그래야 식사 초반부터 포만감을 느낄 수 있으며, 또한 그것을 오래 지속시킬 수 있다.

#아침식사
#공복감 유발 호르몬
#인슐린 과다 분비
#포만감

아침식사가 불필요한 식욕을 없앤다

아침식사를 한다

○

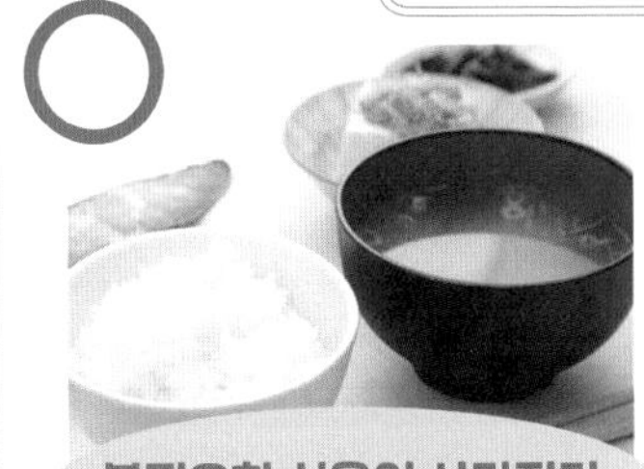

불필요한 식욕이 사라진다

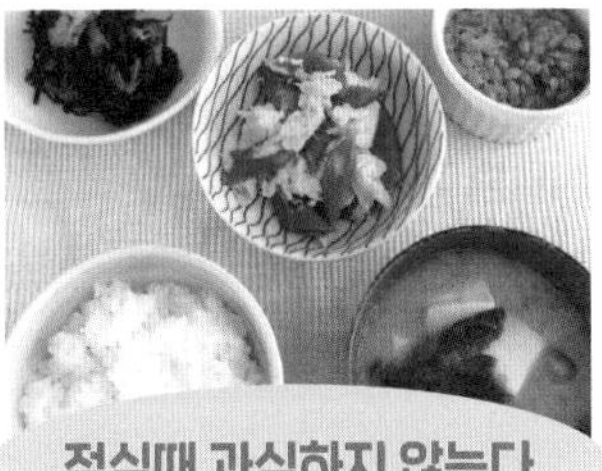

점심때 과식하지 않는다

아침식사를 거른다

×

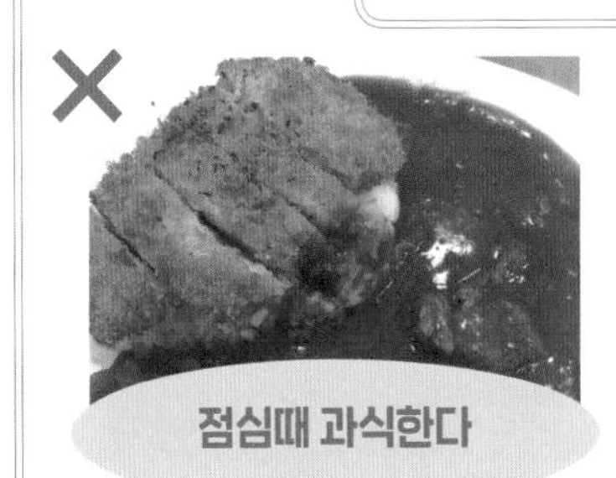

점심때 과식한다

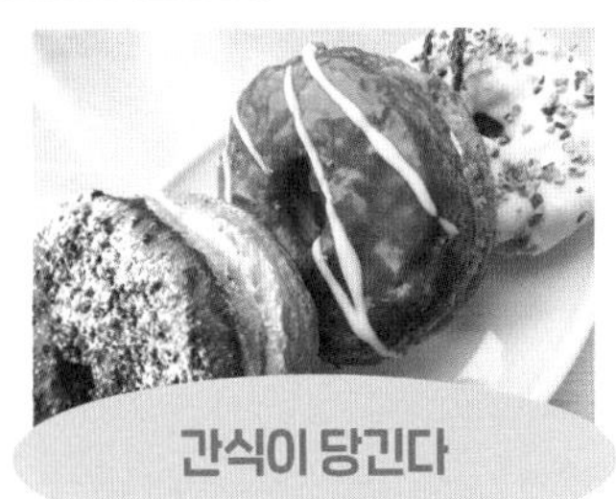

간식이 당긴다

꼭꼭 씹는다 - 불필요한 식욕을 없애는 요령

꼭꼭 씹어 먹으면 인슐린의 분비가 억제되어 불필요한 식욕이 사라진다. 게다가 금세 포만감을 느낄 수 있으며, 또 그것을 오래 지속시킬 수 있다.

02 아침식사로 '체내 시계'를 아침형으로 바꾼다

아침식사를 하면 좋은 점이 또 있다. 내 몸에 아침이 온 것을 알려준다는 점이다.

아침식사는 '어제에서 오늘로 날이 바뀌었어!'라고 내 몸에 선언하는 행위이다.

인간은 '체내 시계'를 갖고 태어난다. 그 덕분에 낮에는 활발하게 움직이고, 밤에는 쉬는 리듬이 있는 것이다.

하루는 24시간으로 고정되어 있는데 인간의 몸은 24시간 내내 움직이지는 않는다. 인간의 체내 시계는 한 시간 정도 늦게 가는데 이것을 방치하면 이내 '야행성'이 된다.

'야행성'은 여러 가지 부작용을 낳는다. 가장 큰 문제는 늦은 밤에 불필요한 식욕을 불러일으켜서 계속 먹게 만드는 것이다.

그렇다면 늦춰진 체내 시계를 바로잡으려면 어떻게 해야 할까?

식사로 간단히 해결할 수 있다.

저녁식사 후에는 아무것도 먹지 말고, 다음 날 아침식사를 꼭 챙겨 먹는다. 그렇게 하면 체내 시계가 아침형으로 바뀌고 살도 찌지 않는다.

#체내 시계
#야행성 몸
#불필요한 식욕
#단식 시작!

'야행성 몸'은 아침식사로 해결!

저녁식사 이후부터 아침까지 '단식'한다

늦춰진 체내 시계를 바로 맞추기 위해 단식 시작!

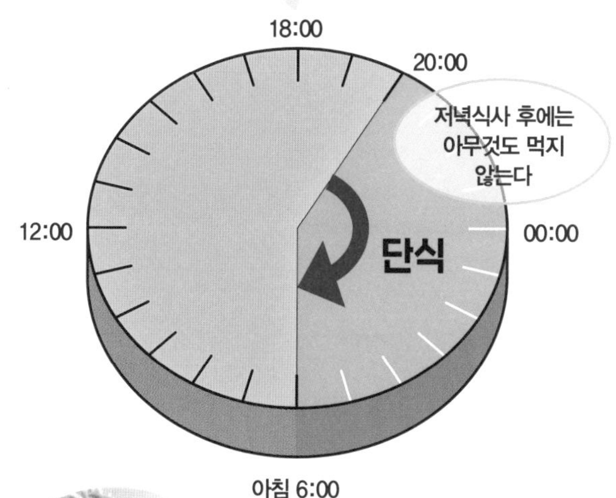

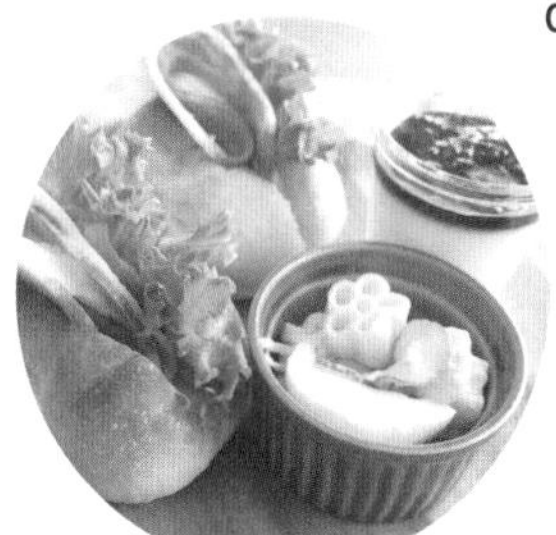

아침식사 = 단식을 깨뜨리다

Breakfast =	break +	fast
아침식사	깨뜨리다	단식

03 뱃살을 빼려면 아침에 플레인 요구르트를 먹자!

'홀쭉한 배를 갖고 싶다.'

그렇다면 매일 아침 설탕 등 첨가물이 없는 플레인 요구르트를 먹자.

배, 특히 아랫배가 불룩한 것은 장운동이 원활치 않기 때문이다. 즉, '변비' 때문일 가능성이 높다.

장 속에는 몸에 좋은 '유익균'과 몸에 해로운 '유해균'이 살고 있다.

유산균과 비피더스균은 대표적인 유익균이며, 많을수

록 장운동이 활발해져서 쾌변을 볼 수 있다. 그 결과 배속이 상쾌해진다.

발효된 생플레인 요구르트가 좋은 것은 유익균이 가장 풍부한 식품이기 때문이다.

요구르트는 우유에 유산균 등을 섞어 만든 '발효식품'이다. 따라서 요구르트를 먹으면 우유의 영양분과 몸에 좋은 유산균을 한꺼번에 섭취할 수 있다.

아침에 먹는 플레인 요구르트는 잠들어 있던 장을 깨운다. 장은 요구르트로 인해 활발하게 움직이며, 식품에서 영양 성분을 흡수한 뒤 여분의 찌꺼기를 대변으로 바꾸기 시작한다.

아침마다 플레인 요구르트를 먹으면 규칙적인 배변 습관을 가질 수 있다.

#홀쭉한 배
#유산균과 비피더스균
#플레인 요구르트
#규칙적인 배변

플레인 요구르트가 건강에 좋은 이유

플레인 요구르트

설탕, 향신료 등의 첨가물 없이 우유만 그대로 발효.

강력 추천! 유익균이 가장 풍부

유산균 10억 개 이상

섭취량은 100g이 적당

과일 요구르트

과일 때문에 유익균의 양이 적어진다.

가공을 거치기 때문에 과일에 들어 있는 비타민, 폴리페놀 성분이 대부분 파괴된다.

04 살찌지 않는 사람의 올바른 요구르트 섭취법

'요구르트는 저지방만 먹어야 한다!'

완전히 틀린 말이다. 저지방 요구르트는 요구르트가 아니기 때문이다.

저지방 요구르트는 적은 양의 요구르트를 저지방으로 가공해서 만들기 때문에 그 속에 들어 있는 유익균의 양이 대폭 줄어든다. 유익균이 적으면 요구르트를 아무리 많이 먹어도 장을 깨끗하게 만들 수 없다.

요구르트를 선택하는 가장 효율적인 방법은 'HACCP

(식품안전관리인증)'에 유익균이 강화된 건강기능 제품을 구입하는 것이다.

유익균이 강화된 건강기능 요구르트는 '장내 환경을 개선하는 효과'와 '건강 효과'가 과학적으로 증명되었다는 점에서 일반 요구르트와 차이가 있다.

물론 유익균이 강화된 건강기능 요구르트라고 해도 제조사에 따라 유익균의 종류와 비율이 다르며 장에 도달하는 유익균의 종류와 비율 또한 사람마다 다르다. 장에 살고 있는 유익균의 종류와 비율의 개인차가 크기 때문이다.

자신의 장 속에 있는 유익균의 상태와 가장 비슷한 성분의 요구르트를 고르는 것이 홀쭉한 배를 만드는 데 효과적이다.

#저지방 요구르트는 사절
#HACCP(식품안전관리인증)
#장내 환경 개선
#유산균 10억 개 이상

유산균이 강화된 건강기능 요구르트를 추천!

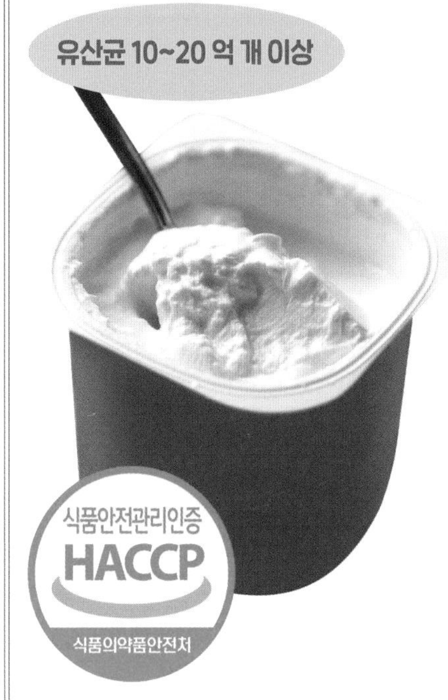

유산균이 많은 제품은?

건강기능
요구르트
15~20억 개 이상
유산균(100g당)

일반 요구르트
10억 개 이상
유산균(100g당)

당신의 배를 홀쭉하게 만들어줄 요구르트 선택법

① 여러 가지 요구르트를 2주 간격으로 먹어본다.
② 배변이 규칙적으로 잘되는 제품을 선택한다.

05 과일만 잘 먹어도 '살 빠지는 체질'이 된다!

'과일만 잘 먹어도' 살을 빼고 아름다운 몸매를 유지할 수 있다.

특히 불용성 섬유질인 펙틴이 풍부한 딸기, 키위, 사과는 '살 빠지는 체질'로 만들어주는 다이어트의 든든한 지원군이다.

펙틴은 수분을 흡수하여 스스로 수 배에서 수십 배로 부푸는 특징이 있다. 그 영향으로 대변이 장 속에서 부드럽게 부풀어 오른다.

또한 혈중 콜레스테롤 수치를 낮추고, 몸에 좋지 않은 물질을 배출시키는 역할도 한다. 지방이 많은 고기를 먹거나 기름진 음식을 먹은 뒤에 이 과일들을 먹으면 우리 몸을 대청소하는 효과가 있다. 이것이 다이어트하는 사람에게 딸기, 키위, 사과를 추천하는 가장 큰 이유이다.

특히 요구르트와 함께 먹으면 더욱 효과적이다. 요구르트를 딸기나 키위, 사과와 함께 먹는 것이 내 몸을 '살 빠지는 체질'로 만드는 특별한 비법이다.

#불용성 섬유질
#펙틴의 팽창
#혈중 콜레스테롤 낮추기
#딸기, 키위, 사과
#살 빠지는 체질

다이어트에 효과적인 '3대 과일'

딸기 6개 5.5g
단당이 적은
3대 과일을
추천!!
키위 1개 6.9g
사과 반 개 13.8g

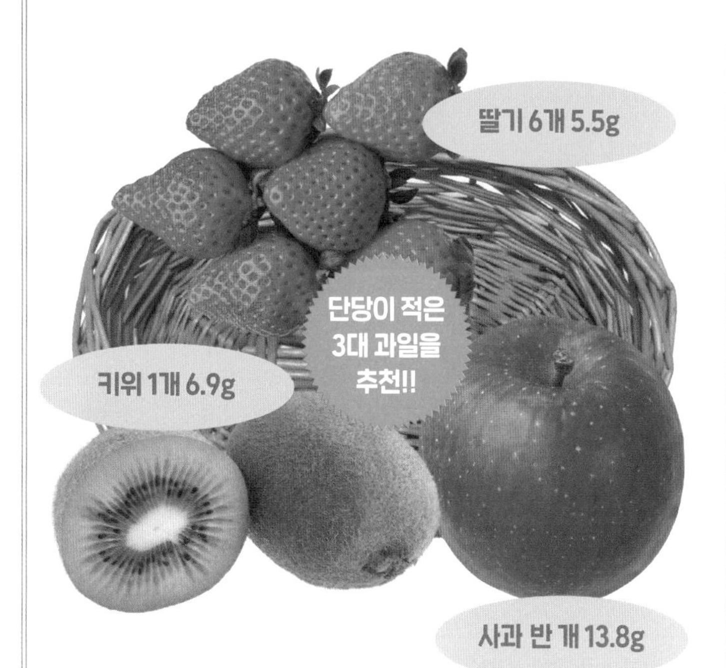

단당이란?

과일 특유의 단맛 성분인 과당, 포도당, 녹말, 자당(설탕의 주성분) 등을 일컫는다. 흡수가 빠르고 체내에서 지방으로 쉽게 변하므로 주의가 필요하다!

06 요구르트와 과일을 먹으면 다이어트 효과가 극대화!

장내 세균이 생산하는 짧은사슬지방산은 '천연 다이어트 성분'이다.

도쿄농공대학 대학원 특임교수 기무라 이쿠오 팀은 연구를 통해 이러한 사실을 밝혀냈다.

쉽게 말해서 장내에 짧은사슬지방산이 많아질수록 우리 몸이 살을 빼기 쉬운 상태가 된다는 뜻이다.

짧은사슬지방산은 과식을 했을 때 당질과 지방이 몸에 쌓이는 것을 방지하고, 여분의 칼로리를 소비해서 살 빠지는 체질로 바꿔주는 역할을 한다.

그렇다면 어떻게 해야 짧은사슬지방산이 많아질까?

짧은사슬지방산은 하나가 아닌 다양한 종류의 장내 세균이 관여하여 만든다. 이른바 '살 빠지는 균'이다. 이 균이 많아져야 짧은사슬지방산을 충분히 생산할 수 있다.

살 빠지는 균은 장내 유익균의 양과 비례한다. 유익균은 섬유질을 먹고 자라기 때문에 장내에 섬유질을 다량으로 보내면 살 빠지는 체질이 되는 셈이다.

따라서 유익균이 풍부한 요구르트와 섬유질이 풍부한 과일을 함께 먹으면 다이어트에 효과적이다.

#짧은사슬지방산
#천연 다이어트 성분
#살 빠지는 균
#요구르트와 과일의 조합

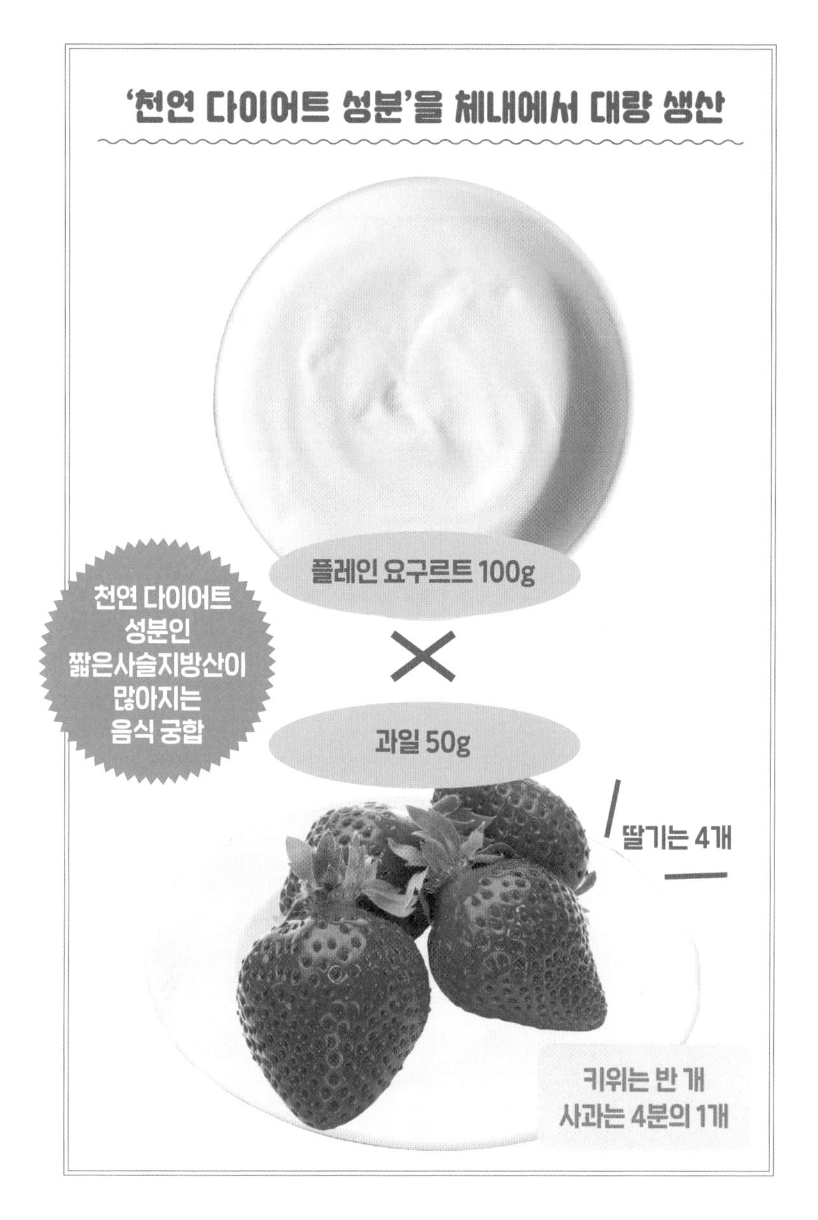
'천연 다이어트 성분'을 체내에서 대량 생산
플레인 요구르트 100g
천연 다이어트 성분인 짧은사슬지방산이 많아지는 음식 궁합
과일 50g
딸기는 4개
키위는 반 개
사과는 4분의 1개

07 고기, 생선, 콩 제품 등 단백질은 살찌지 않는다

'살을 빼려면 고기를 끊어야 한다!'

이런 쓸데없는 생각이나 노력은 지금 당장 그만두자.

고기, 즉 단백질을 먹지 않으면 오히려 살이 찌기 때문이다.

우리 식단에서 단백질이 없는 메뉴는 밥과 면, 빵 같은 탄수화물밖에 없다. 탄수화물은 소화가 빨리 되기 때문에 불필요한 식욕을 불러일으킨다.

단백질은 고기, 생선, 달걀, 우유, 유제품, 콩 제품 등에 많다. 그런데 여기에는 단백질뿐 아니라 지방도 많이 들어 있다.

바로 이 지방 성분이 다이어트에 도움을 준다. 단백질과 지방은 천천히 소화되기 때문에 음식이 위장과 장내에 오래 머물러 있는 동안 불필요한 식욕이 저절로 사라진다.

게다가 단백질은 식후에 체온을 높여 칼로리를 연소시키는 작용을 한다.

식사를 통해 단백질을 충분히 섭취하면 체온이 올라가는데 이것은 곧 체내에서 칼로리가 소비되고 있다는 뜻이다. 우리 몸에 불필요한 칼로리는 체온으로 발산돼야 몸에 쌓이지 않는다. 그래서 단백질을 잘 먹으면 오히려 살이 빠지는 것이다.

#고기 끊기!
#단백질과 지방
#식후 체온 높이기로 칼로리 연소
#단백질 잘 먹기

칼로리를 연소시키는 단백질 식품

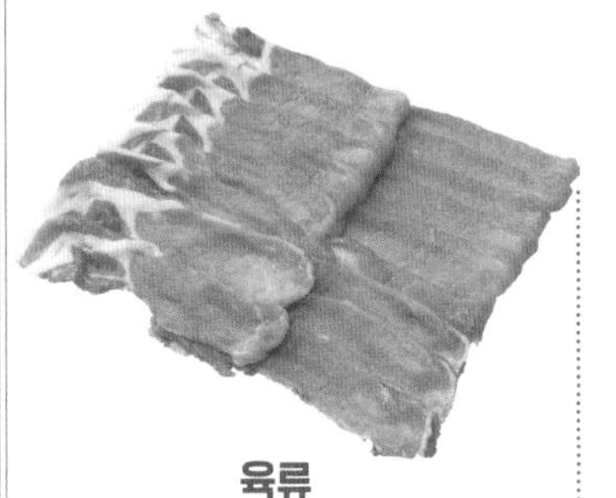

육류
얇게 썬 돼지고기
(4~6장, 약 100~150g)

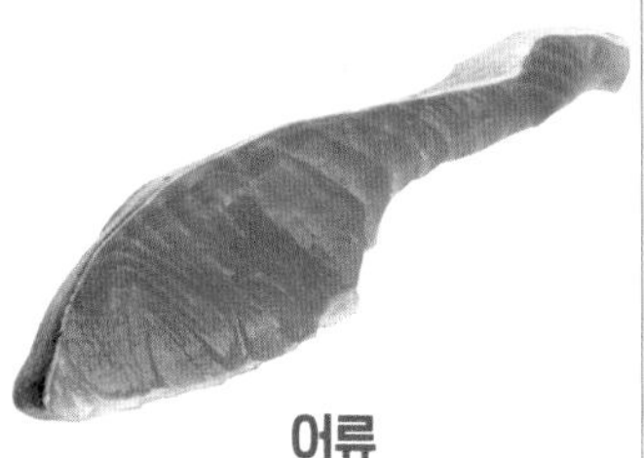

어류
토막 낸 연어
(한 토막, 약 100g)

단백질
하루 권장량

알류
달걀
(1개)

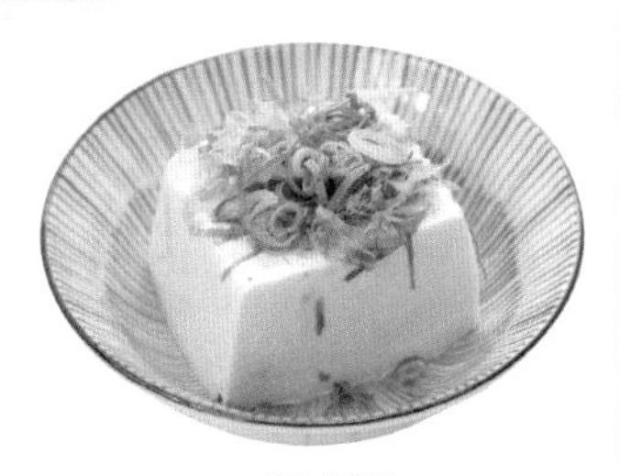

콩 식품
두부
(3분의 1모, 약 100g)

플레인 요구르트(100g)
우유(100~200㎖)를 추가하면 완벽!

08 당질을 에너지로 바꾸는 돼지고기를 먹는다

'탄수화물을 마음껏 먹어도 살찌지 않는다?'

이게 가능한 말인가? 물론 가능하다. 바로 돼지고기가 그 꿈을 이루어줄 것이다.

탄수화물(당질)은 뇌와 신체를 움직이는 에너지원이며 밥, 빵, 면, 청량음료, 달콤한 과자에 풍부하게 함유되어 있다.

인간이 살아가는 데 반드시 필요한 영양소지만, 우리는 탄수화물을 과하게 섭취할 때가 많다. 우리가 평소 식사를 하는 동안 일부러 당질을 제한하는 것은 생각보다

쉽지 않다. 특히 탄수화물은 우리의 주식이기 때문에 너무 참으면 도리어 스트레스가 된다. 또 이게 폭식의 원인이 되기도 한다.

그러면 어떻게 해야 할까? 당질을 에너지로 바꾸는 '비타민B_1'이 풍부한 식품을 먹으면 된다. 당질을 과잉 섭취하더라도 제대로 연소시켜서 에너지로 바꾸면 살찌지 않는다.

비타민B_1이 풍부한 식품은 단연코 돼지고기이다. 등심과 목살 같은 살코기 부위에 특히 많이 함유되어 있다. 또한 마늘은 돼지고기에 들어 있는 비타민B_1의 효과를 극대화한다.

돼지고기 살코기 부위와 마늘을 잘 조합해서 구이, 볶음, 샤브샤브를 만들어 먹자. 이렇게 비타민B_1을 슬기롭게 섭취하면 살찌지 않는 몸을 만들 수 있다.

#살 빠지는 돼지고기
#비타민B_1
#살코기와 마늘로 샤브샤브

밥을 마음껏 먹어도 살찌지 않는 방법

돼지고기
요리를 먹자!

돼지고기 등심 (1인분, 100g)

당질을 에너지로 바꾸는
비타민B1 0.69mg

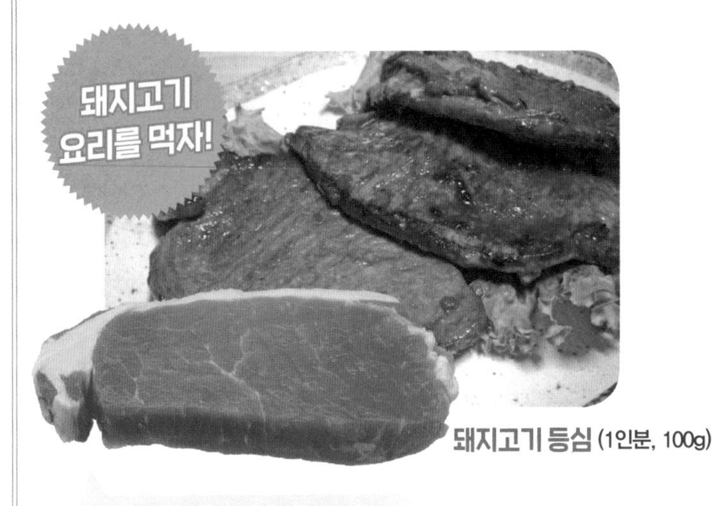

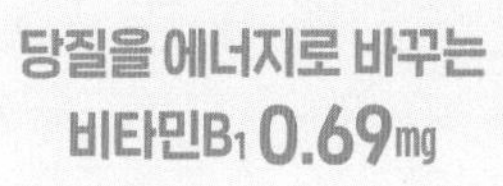

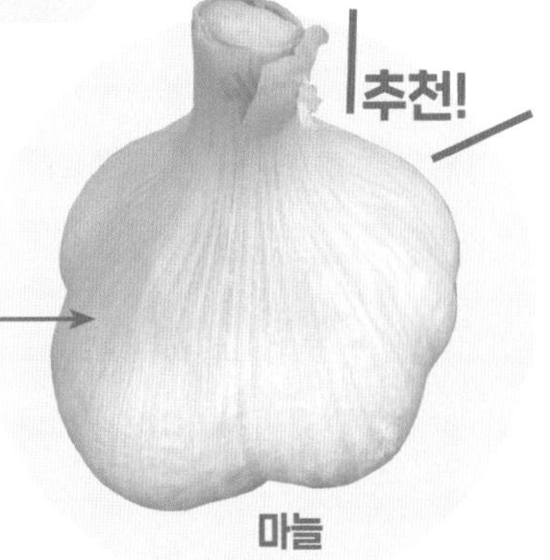

마늘

09 '구이'보다 '회'로 먹는 생선이 다이어트에 좋다

생선은 구이가 아닌 회로 먹자!

그래야 우리 몸에 지방이 쌓이지 않기 때문이다. 저칼로리 고단백질 식품인 회는 살찌지 않는 요리의 대명사라 할 수 있다.

생선은 양질의 단백질이 많고, 고기의 양에 비해 지방이 적어서 웬만큼 먹어도 살찌지 않는다. 또한 생선 지방에는 혈액을 맑게 해주는 EPA(에이코사펜타엔산)와 DHA(도코사헥사엔산)가 많다. 전갱이, 고등어 같은 등푸른생선과

대구, 갈치 등의 흰살생선에도 다량 함유되어 있다.

생선을 회로 먹어야 하는 것은 칼로리를 가장 적게 섭취하는 요리법이기 때문이다. 그뿐만 아니라 지방에 들어 있는 EPA와 DHA를 알뜰하게 챙겨 먹을 수 있다.

생선을 익혀 먹고 싶다면 구이보다는 조림을 추천한다. EPA와 DHA는 열을 가할 경우 20퍼센트 정도가 녹아버린다. 조림은 그 성분이 국물에 섞이기 때문에 오롯이 먹을 수 있지만, 구이로 먹으면 그만큼 손실된 상태로 먹게 된다.

단, 튀김은 주의하자. 튀김에 사용되는 기름 때문에 칼로리가 높아지면서 EPA와 DHA가 70퍼센트나 손실되기 때문이다.

#구이보다는 회를!
#혈액을 맑게 해주는 생선 지방
#전갱이, 고등어, 대구, 갈치
#튀김은 사절

생선은 역시 '회'가 최고!

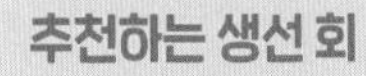

1위 전갱이

저칼로리이며 EPA와 DHA가 풍부! 생강과 함께 먹으면 지방의 연소가 더욱 촉진된다!

2위 가다랑어
(다타키)

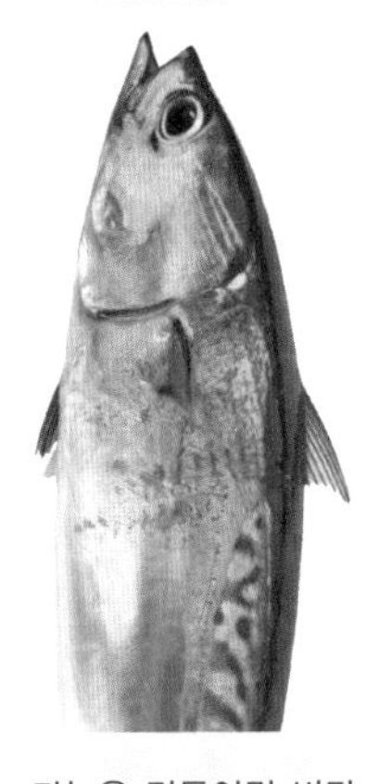

마늘을 곁들이면 비타민B군의 효과가 극대화된다!

(다타키 : 날생선의 표면을 살짝 구운 후 칼등으로 두드리는 조리법)

3위 참치
(주도로)

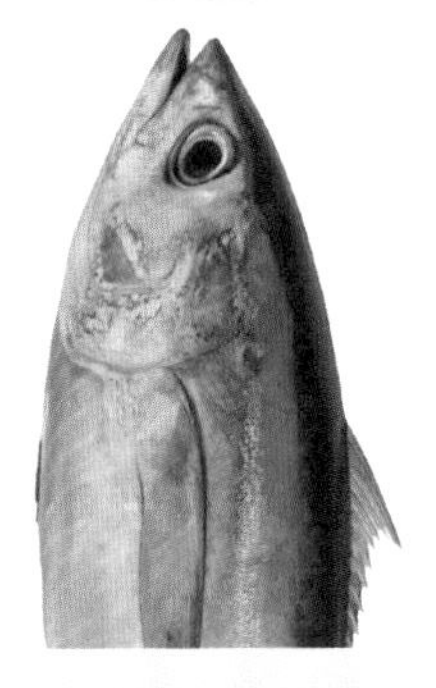

EPA와 DHA가 풍부하다. 풍미가 좋아서 생선을 안 좋아해도 거부감 없이 먹을 수 있다.

(주도로 : 기름이 적은 뱃살 부위)

EPA와 DHA 함유량

갈치 한 토막 2726mg
고등어 반 마리 2490mg
도미 한 토막 1040mg
전갱이 한 마리 609mg

후생노동성의 1일 EPA · DHA 권장량은 1000mg이다.

※사진의 비율은 각각 다름.

10 '두부튀김'으로 식물성 단백질을 보충

3일에 한 번 두부튀김을 먹는다.

평소 식습관 가운데 이것만 지키면 살찌지 않는다.

두부튀김은 두부에서 물기를 뺀 다음 기름에 튀긴 음식이다. 두부는 콩으로 만든 두유를 응고시킨 것이다.

단백질은 '식물성'과 '동물성'이 있는데, 평소에는 고기나 생선 같은 동물성 단백질 위주로 섭취하는 사람이 많을 것이다.

식물성 단백질은 동물성 단백질에 비해 지방이 적은 장점이 있다. 그럼 점에서 두부튀김은 식물성 단백질의 양질 공급원이라 할 수 있다.

게다가 두부튀김은 약 76퍼센트가 수분이어서 먹는 양에 비해 칼로리가 상대적으로 낮다.

두부튀김 한 조각에 들어 있는 기름의 양은 미미하기 때문에 크게 걱정할 필요도 없다.

기름은 '맛의 원천'이기도 하지만 재료의 감칠맛 성분이 새어 나가지 않도록 가두는 역할을 한다. 그래서 두부튀김에서 깊은 맛이 나는 것이다.

두부 한 모보다는 두부튀김 한 조각이 훨씬 맛있고 먹기에도 편하다. 양도 혼자 먹기에 딱 알맞다.

두부튀김 한 조각이면 칼로리와 지방 걱정 없이 식물성 단백질을 보충할 수 있다.

#두부튀김
#식물성 단백질
#기름은 '맛의 원천'

'두부튀김'을 추천하는 이유

두부튀김 (한 조각, 200g)
맛있게 먹는 방법
오븐 토스터에 5분 정도 노릇하게 굽는다. 잘게 썬 파, 다진 생강을 얹고 간장을 뿌리면 완성!
300kcal
칼로리
21.4g
단백질
22.6g
지방
여기에 주목!
여기에 주목!
565kcal
칼로리
25.0g
단백질
47.9g
지방
등심 스테이크 (150g)

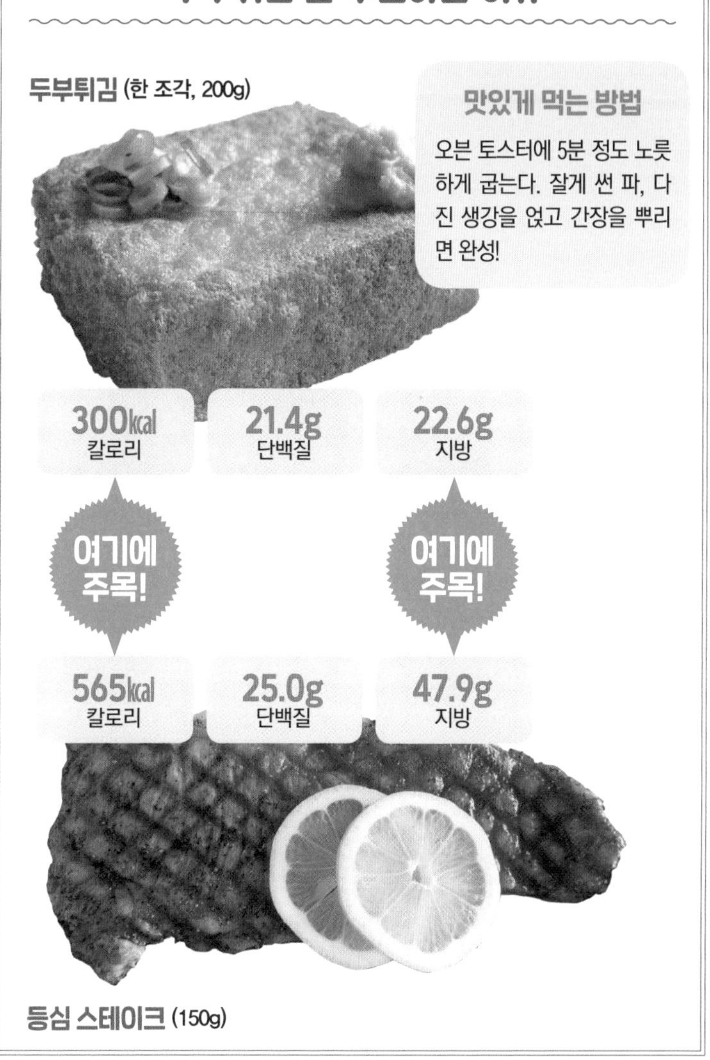

11 '1주일 1회' 낫토로 몸의 지방을 연소시킨다

'지방이 연소되는 몸을 만들고 싶다.'

그렇다면 일주일에 한두 번 정도는 낫토를 먹자. 낫토는 지방을 분해하는 비타민B2가 풍부하기 때문이다.

낫토는 콩에 낫토균을 첨가해서 만든 발효식품이다. 바로 이 낫토균이 비타민B2 성분을 풍부하게 만들어준다.

비타민B2가 낫토에만 특별히 많은 것은 아니지만 낫토 외에 대부분은 동물성 식품이다. 즉, 지방과 콜레스테롤이 공존하는 것이다.

반면 낫토는 식물성 식품이라 지방이 적다. 불필요한 지방 섭취 없이 비타민B2를 보충하기에는 낫토만 한 식품이 없다.

낫토의 또 한 가지 장점은 항스트레스 호르몬의 구성 성분인 '판토텐산'이 풍부하다는 점이다. 판토텐산은 스트레스 저항력을 높이는 데 빼놓을 수 없는 영양소이다.

앞에서도 말했지만 스트레스를 많이 받으면 무의식중에 음식을 많이 먹게 된다. 먹는 것으로 스트레스를 풀기 때문이다. 그런 점에서 낫토는 스트레스에서 비롯되는 불필요한 식욕을 없애는 효과가 있다.

1회 섭취량은 한 팩(50그램)이 적당하다.

#지방이 연소되는 몸
#발효식품 낫토
#판토텐산
#스트레스 저항력

지방을 연소시키는 다이어트 식품

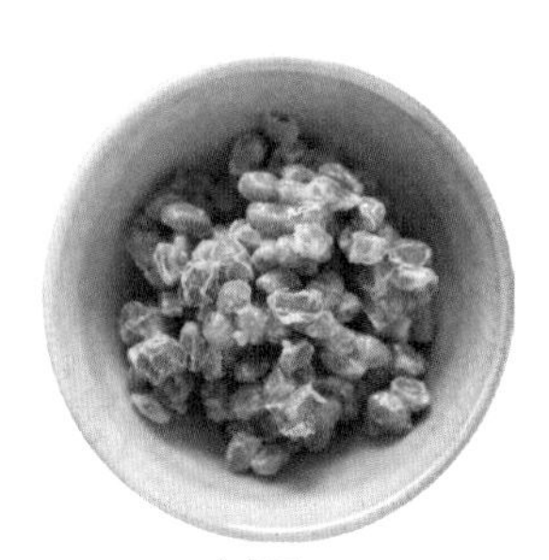

낫토
(한 팩, 50g)

0.28mg
비타민B_2

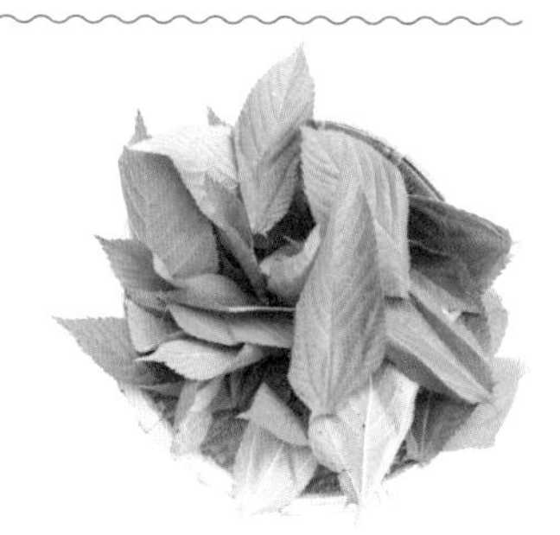

멜로키아
(반 봉지, 50g)

0.21mg
비타민B_2

식물성 식품을 추천!

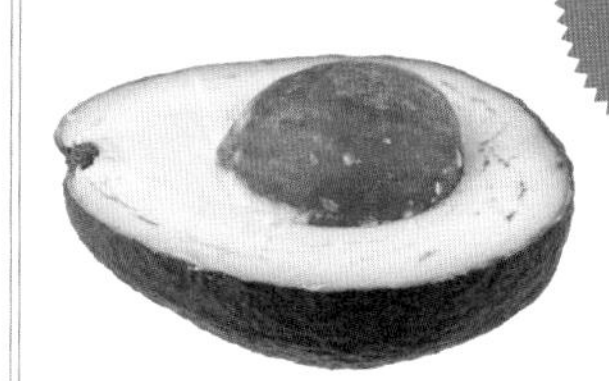

아보카도
(1개, 70g)

0.15mg
비타민B_2

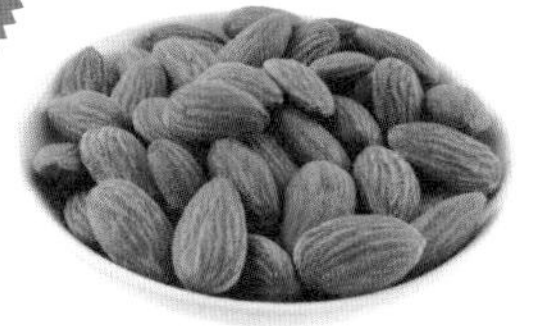

아몬드
(15개, 18g)

0.20mg
비타민B_2

비타민B_2가 풍부한 동물성 식품

동물의 간, 장어, 가자미, 방어, 정어리, 삼치, 꽁치, 고등어, 우유, 요구르트, 달걀 등

12 양배추 4분의 1통이면 어제의 과식도 OK!

'설사 과식을 했더라도 없었던 일로 할 수 있다!'

그것도 '양배추를 먹는다'라는 아주 단순한 방법으로 말이다. 야채는 칼로리가 낮은 식품의 대명사이다. 그중에서도 양배추를 우선적으로 추천하는 것은 많이 먹어도 살찌지 않기 때문이다.

구체적인 섭취법은 그림으로 소개하기로 하고, 우선은 양배추의 두 가지 장점을 알아보자.

첫째, 섬유질이 풍부하다. 섬유질을 많이 먹어두면 오

랫동안 배가 든든해서, 간식이 당기는 등의 불필요한 식욕이 사라진다.

둘째, 과식이나 과음 후 위를 보호하는 효과가 있다.

위에서 음식을 소화하려면 위산이 필요하다. 그런데 과식과 과음은 위산 과다를 유발하여 위에 상처를 입히기가 쉽다.

이때 양배추 특유의 성분인 캐비진(비타민U)이 한몫을 톡톡히 한다. 위산의 분비를 억제할 뿐 아니라, 과식과 과음으로 약해진 위 점막을 튼튼하게 복구하는 것이다.

그리고 비타민C도 풍부한데, 이것이 캐비진과 협력하여 지친 간을 회복시키는 데 일조한다.

#살찌지 않는 양배추
#과식, 과음 후 위를 보호
#캐비진(비타민U)
#지친 간 회복

양배추의 놀라운 효능

과식에는 양배추가 효과적이다!

①풍부한 섬유질이 불필요한 식욕을 없앤다.
②캐비진(비타민U)이 위를 튼튼하게 한다.
③비타민C+캐비진이 지친 간의 회복을 돕는다.

식사량은 '일주일 단위'로 생각하자!

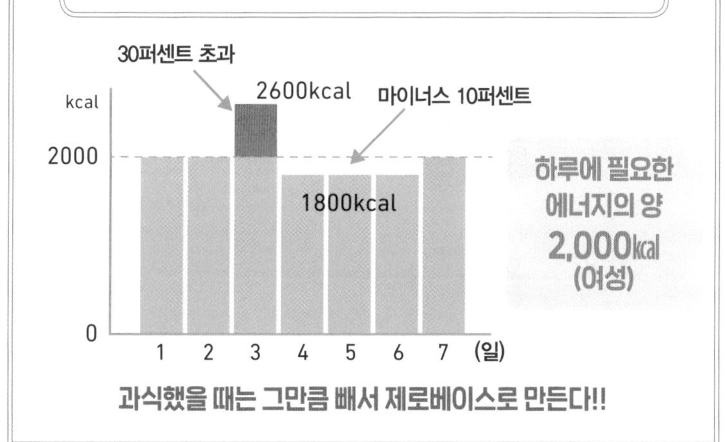

과식했을 때는 그만큼 빼서 제로베이스로 만든다!!

과식을 상쇄하는 양배추 섭취법

일주일에 3일은
식사의 일부를 '채 썬 양배추'로 대신한다!

1회 섭취량은?

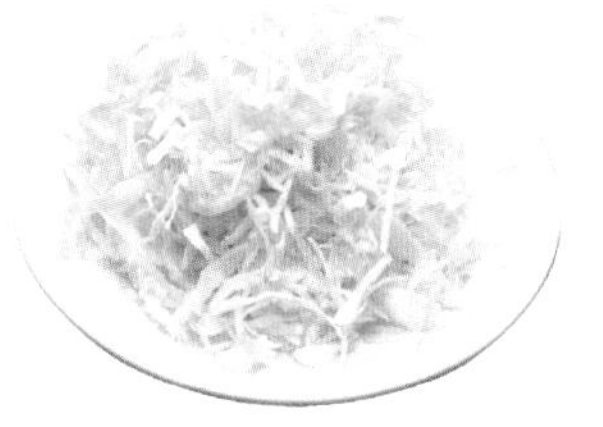

돈가스에 곁들여 나오는
양배추의 두 배 분량(60g)

목표는?

3일 동안 4회 이상
(양배추 4분의 1통에 해당)

	아침	점심	저녁
1일	○	●	●
2일	○	●	○
3일	○	●	●

○ 채 썬 양배추로 대신한다
● 일반 식사

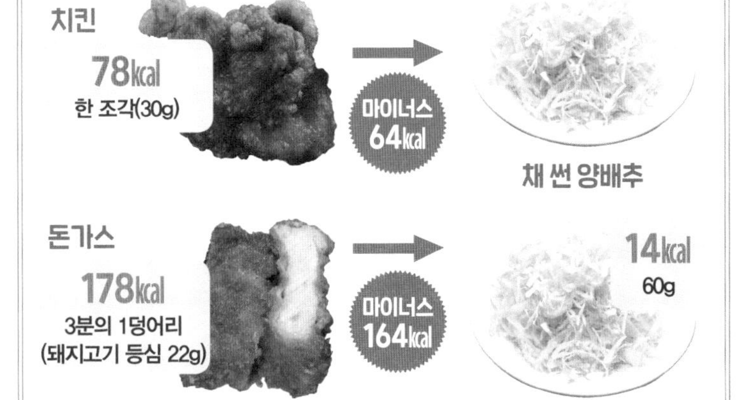

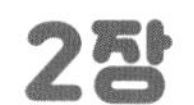

왜 먹어도 먹어도 살찌지 않는 것일까?

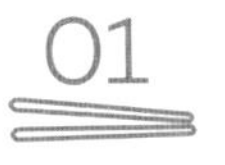

아이스크림은 싸면 쌀수록 다이어트에 좋다?

평소에 즐겨 먹는 아이스크림은 가격을 기준으로 고르자.

가능하면 가격이 싼 아이스크림을 고른다. 가격이 저렴할수록 칼로리가 낮기 때문이다.

같은 크기라도 가격이 비싼 고급 아이스크림은 '맛이 진하다'라는 느낌이 들지 않는가?

그 진한 맛의 비밀은 '유지방'에 있다.

아이스크림은 가격이 비쌀수록 유지방 함량이 높은데,

유지방이 많을수록 맛도 진해진다. 그런데 유지방이 많으면 칼로리도 함께 높아진다. 즉, 고급 아이스크림을 먹으면 살이 금방 찌는 것이다.

저렴한 아이스크림이라면 150*ml*짜리도 괜찮다. 그러나 쌓이면 무시할 수 없는 칼로리가 되니까 일주일에 세 번까지 먹자.

맛은 되도록 바닐라를 추천한다. 초콜릿과 녹차 맛은 칼로리가 높다. 특히 녹차 맛은 건강식이 연상되면서 건강에 좋을 것 같지만, 이미지와는 반대로 씁쓸한 맛을 없애기 위해 설탕을 듬뿍 사용하므로 주의해야 한다.

아이스크림을 먹는 시간대도 중요하다. 밤 10시 이후는 피하자. 늦은 시간에 먹는 아이스크림은 살찌는 지름길이다.

#싸구려 아이스크림
#유지방
#금방 살찌는 고급 아이스크림
#뚱보 만드는 늦은 밤 아이스크림

아이스크림은 여기를 체크!

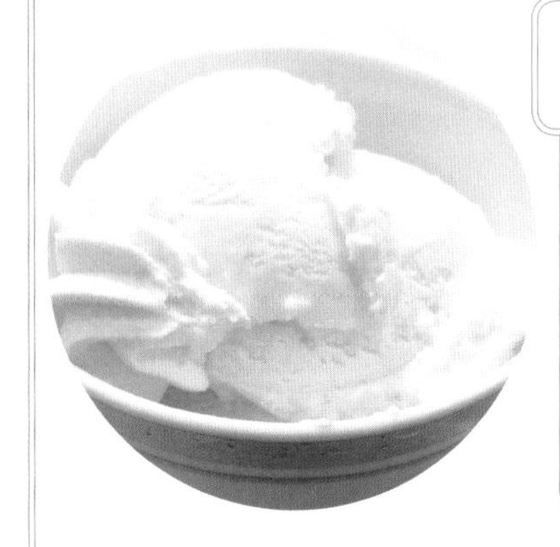

먹어도 살찌지 않는
아이스크림 체크 항목

- ☑ 가격
  저렴한 가격
- ☐ 용량
  150㎖ 이하
- ☐ 칼로리
  200㎉ 정도

이것도 주의하자!

☑ 시간
밤 10시 이후에는 먹지 않는다

☑ 맛
바닐라 외에는 NO!

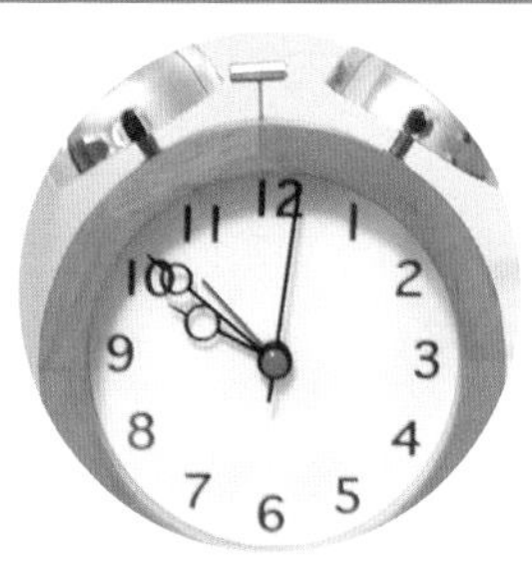

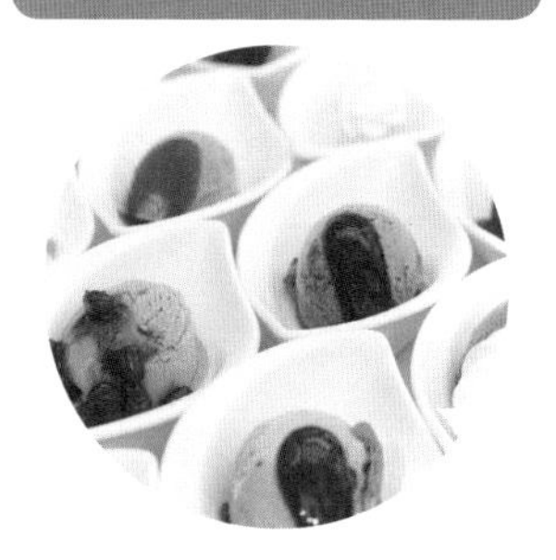

02 슈크림은 맘껏 먹어도 살찌지 않는다

'먹어도 살찌지 않는 디저트가 있다!'

정말 기쁘게도 슈크림은 살찌지 않는 디저트이다.

슈크림은 디저트에 필요한 모든 맛을 갖추고 있다. 주인공인 커스터드 크림은 다른 디저트에도 대부분 사용되는 재료이다. 커스터드 대신 생크림이 들어 있는 것도 있다.

겉 부분도 스펀지처럼 폭신폭신한 것, 타르트 쉘처럼 딱딱한 것이 있어서 취향대로 고를 수 있다.

게다가 부피에 비해 칼로리가 낮다. 케이크류에 주로 사용되는 스펀지 시트가 없기 때문이다. 스펀지 시트에는 많은 양의 설탕이 들어간다. 게다가 고급 케이크는 스펀지 시트에 단맛이 강한 시럽까지 바른다.

크기가 다양하다는 것도 추천하는 이유 중 하나이다. 미니 사이즈 슈크림의 경우 5~6개씩 먹어도 칼로리가 쇼트케이크 한 조각의 절반밖에 안 된다. 그 정도 양이면 충분히 만족감을 얻을 수 있다.

슈크림을 크기로 구분해서 먹는 것이 디저트로 먹어도 살찌지 않는 요령이다.

#슈크림
#살찌지 않는 디저트
#스펀지 시트
#부피에 비해 낮은 칼로리

먹어도 살찌지 않는 슈크림!

부피에 비해 칼로리가 낮다!

슈크림

1개당
약 240kcal

디저트가 갖춰야 할
모든 맛이 들어 있다!

크기도 다양하다

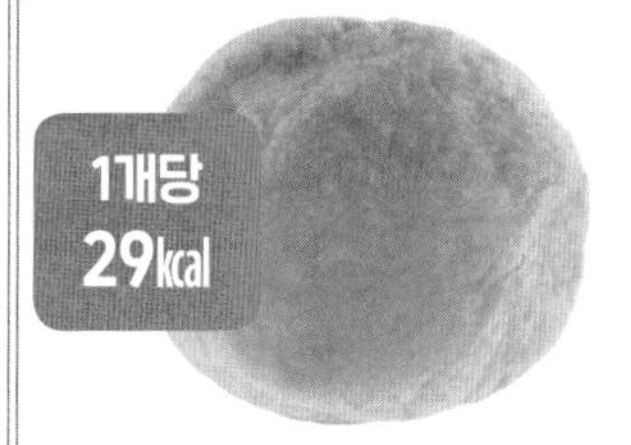

미니 슈크림

5~6개씩 먹어도
살찌지 않는다!

쇼트케이크와의 차이

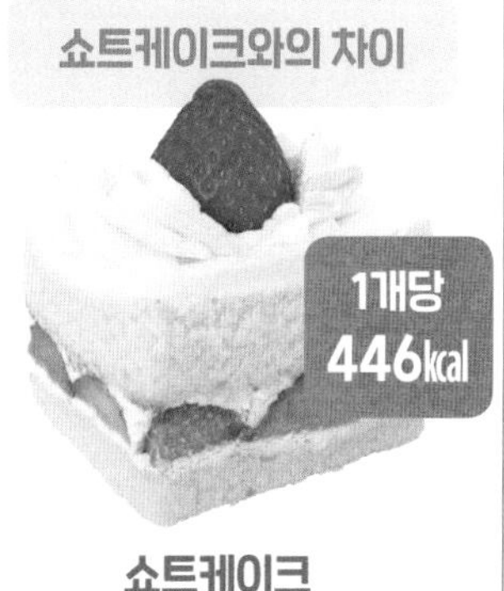

쇼트케이크

스펀지 시트 때문에
칼로리가 높아진다!

03 살찌지 않는 디저트를 선택하는 법

일로 지친 퇴근길, 귀가하는 발걸음이 무겁다. 오늘 하루도 열심히 보낸 자신에게 디저트를 포상으로 내린다면 어떤 것이 좋을까?

슈크림 다음으로 추천하는 것은 커피 젤리, 티라미수, 와플이다.

서양식 디저트는 맛있을수록 대부분 칼로리가 높다. 그러나 편의점에서 파는 티라미수는 맛도 좋고 크기도 작아서 칼로리를 어느 정도 조절할 수 있다.

반대로 다이어트에 도움이 안 되는 '살찌는' 디저트가 있다.

베이크드 또는 레어 치즈케이크, 몽블랑, 미타라시당고(경단을 꼬치에 꽂아 구운 후 달콤 짭조름한 소스를 바른 일본 화과자-옮긴이)이다.

치즈케이크에는 많은 양의 치즈가 들어가는데, 그 속의 유지방 함량이 높은 만큼 칼로리가 높다. 레어 치즈케이크는 상대적으로 칼로리가 낮다고 하지만 사워크림과 생크림이 많이 들어가기 때문에 칼로리는 거의 비슷하다.

몽블랑은 밤 크림에 버터를 듬뿍 넣어서 반죽을 하기 때문에 칼로리가 껑충 뛰어오른다.

미타라시당고는 화과자치고 1인분 양이 많은 편이다. 달콤 짭조름한 소스에는 설탕이 꽤 많이 들어가므로 주의가 필요하다.

#커피 젤리, 티라미수, 와플
#맛있으면 칼로리가 높다
#레어 치즈케이크

배가 출출할 때 이 디저트로!

추천!
커피 젤리
56kcal
티라미수
199kcal
와플
208kcal

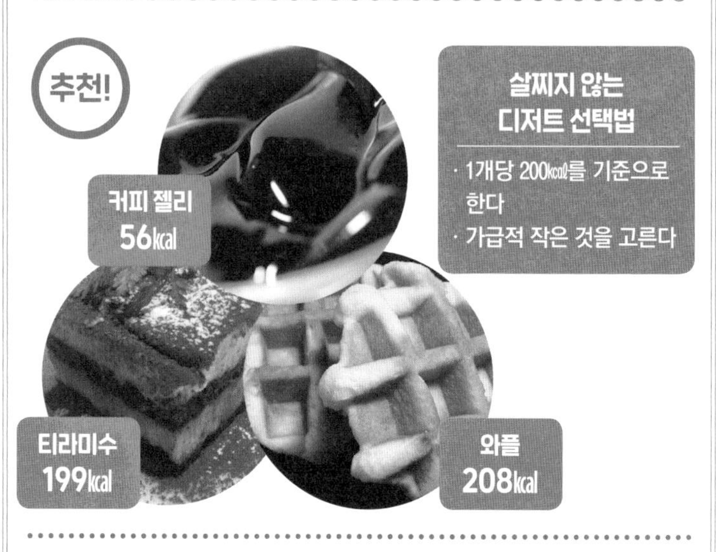

살찌지 않는 디저트 선택법

- 1개당 200kcal를 기준으로 한다
- 가급적 작은 것을 고른다

칼로리가 높은 디저트를 먹었다면

일	월	화	수	목	금	토
×	먹음	×	×	×	먹음	×

3~4일은 '간식 없는 날'을 만든다

요주의!
치즈케이크
307kcal
미타라시당고
355kcal
몽블랑
511kcal

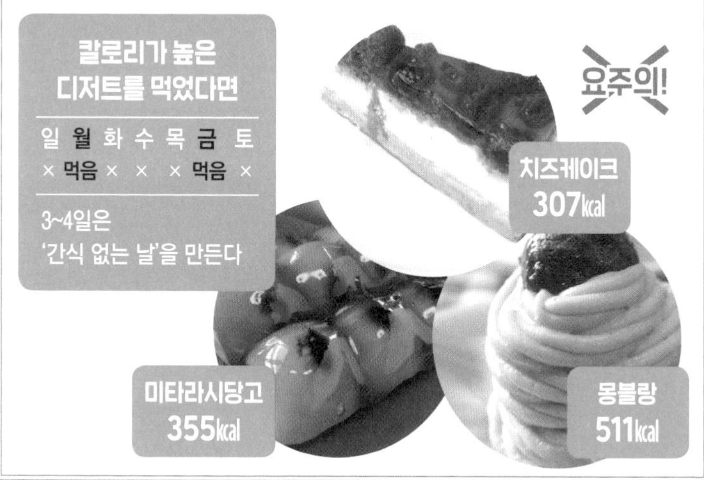

04 시오라멘보다 돈코츠라멘이 칼로리가 높은 이유

라멘은 국물을 기준으로 선택하면 섭취 칼로리를 어느 정도 줄일 수 있다.

사실 면의 양은 어느 가게나 비슷하다. 라멘에는 일반적으로 면과 차슈가 사용되는데, 건더기는 같아도 국물의 종류에 따라 라멘의 칼로리가 달라진다.

왜 그럴까?

라멘의 국물 맛은 그 속에 녹아 있는 '기름'에 의해 좌우된다. 맛있다고 느끼는 '감칠맛 성분'과 '염분'도 국물

속에 들어 있다. 그 국물 맛과 거기에 곁들이는 건더기가 어우러지면서 라멘의 맛이 완성된다. 즉, 지방이 적은 담백한 맛의 라멘에는 지방이 적은 멘마(염장한 죽순)나 칼로리가 낮은 돼지고기 살코기 부위의 차슈를 넣는다. 지방이 많은 진한 맛의 라멘에는 칼로리가 높은 기름진 부위의 차슈를 넣는다. 이와 같은 조합으로 맛의 밸런스를 유지하는 것이다.

즉, 국물이 담백한 라멘을 선택하면 건더기에 함유된 지방의 양이 적어져서 자연히 칼로리가 낮아진다. 국물은 '쇼유(간장)', '시오(소금)', '돈코츠(돼지뼈 육수)' 순으로 추천한다.

#면과 차슈
#기름에 좌우되는 국물 맛
#담백한 건더기와 낮은 지방의 양

국물 종류에 따라 칼로리가 다르다!

800kcal

높음
낮음
400kcal
돈코츠미소라멘 706kcal
칼로리가 높고 지방도 많기 때문에 가급적 먹지 않는다. 그래도 너무 먹고 싶다면 다른 식사에서 칼로리를 조정한다.
돈코츠라멘 661kcal
대부분 지방이 많다.
미소라멘 532kcal
칼로리가 낮고 염분도 적다.
쇼유라멘 486kcal
가장 추천!
칼로리는 가장 낮지만 염분이 많다.
시오라멘 444kcal

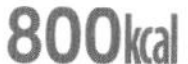

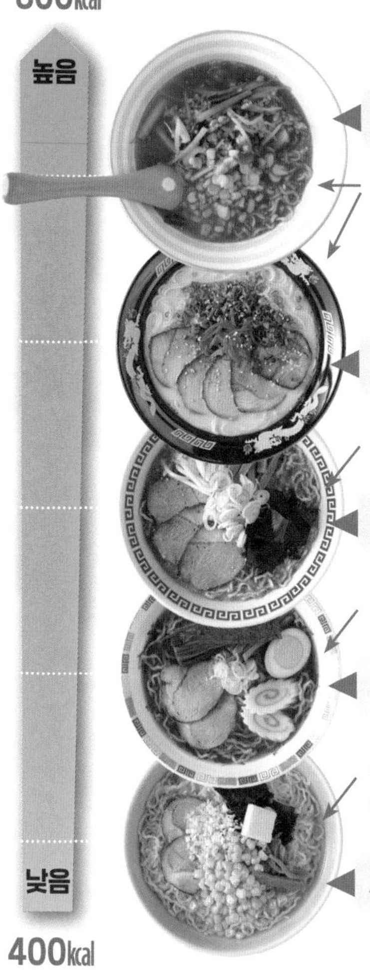

05 라멘 건더기로는 '야채볶음'이 살찌지 않는다

라멘을 직접 만든다면 '살찌지 않는 건더기'에 신경 쓰자. 가장 추천하는 재료는 단연코 야채볶음이다.

야채만으로는 부족하다고 생각되면 차슈 두 장 또는 얇게 썬 돼지고기 두세 장을 곁들인다.

이때 숙주나물, 부추, 흰 파는 반드시 사용하자. 숙주나물은 부피에 비해 칼로리가 낮다. 부추와 파 냄새의 주성분인 알리신은 돼지고기에 풍부한 비타민B1의 효과를 극대화한다.

야채는 몸 안의 염분을 배출시키는 칼륨이 풍부해서 국물 속의 염분을 걱정할 필요가 없다. 한 움큼 정도 듬뿍 넣어 먹기를 추천한다.

미역도 추천하는 식품 중 하나이다. 칼로리가 거의 없고 섬유질이 풍부해서 국물로 섭취한 콜레스테롤을 배출시킨다.

반숙 달걀조림도 좋은 재료이다. 달걀은 단백질은 물론 비타민과 미네랄이 풍부하다. 특히 탄수화물(면)과 지방(국물)을 에너지로 바꿔주는 비타민B1과 비타민B2가 많다.

하지만 라멘은 지방이 많은 음식이라는 사실은 변함없으니 지나치게 자주 먹지 않도록 주의하자.

#야채볶음
#숙주나물, 부추, 흰 파
#콜레스테롤을 배출시키는 미역
#반숙 달걀조림

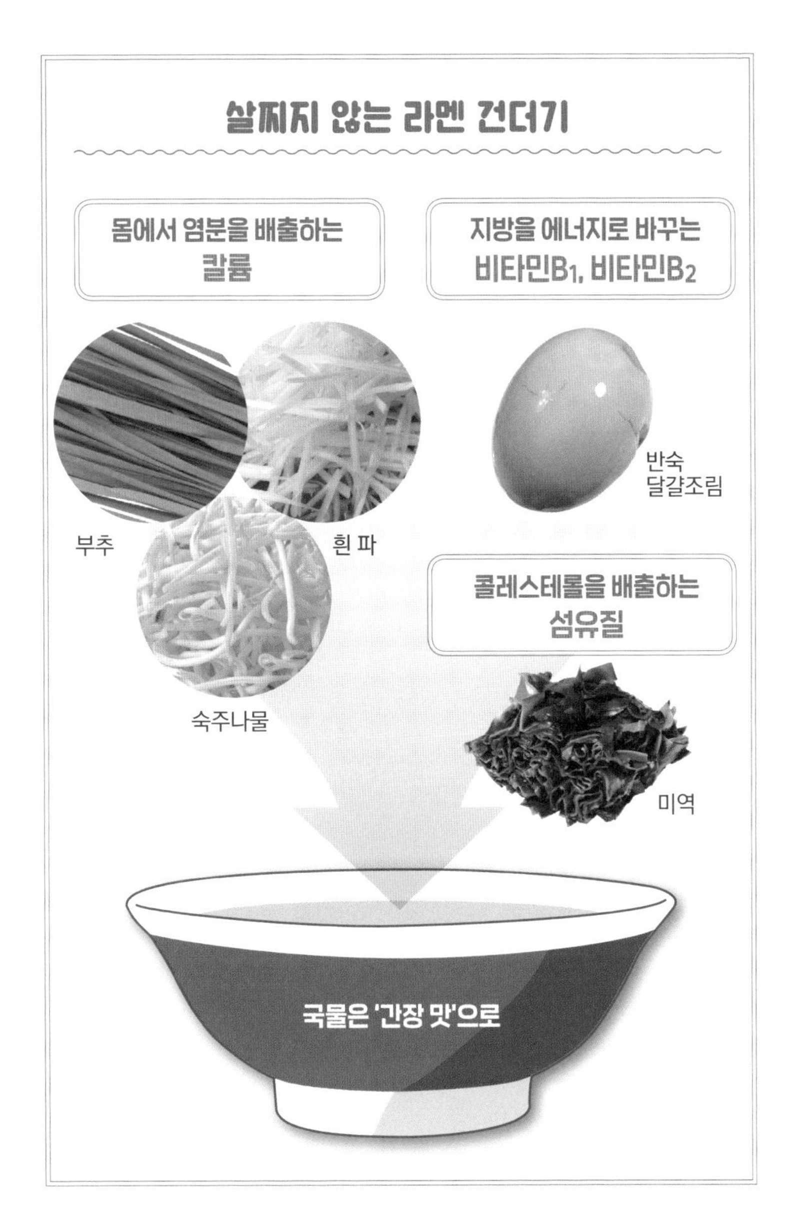
살찌지 않는 라멘 건더기
몸에서 염분을 배출하는
칼륨
지방을 에너지로 바꾸는
비타민B1, 비타민B2
반숙
달걀조림
부추
흰 파
콜레스테롤을 배출하는
섬유질
숙주나물
미역
국물은 '간장 맛'으로

06 갈비, 안창살보다 우설이나 등심을 먹자!

'고기를 마음껏 먹어도 살찌지 않는다!'

고기를 맘껏 먹어도 살찌지 않는 방법은 간단하다. '기름'만 주의하면 된다.

갈비와 안창살 같은 기름진 고기를 안 먹으면 되는 것이다. 하지만 모처럼 고깃집에 왔는데 기름진 고기를 안 먹을 수는 없다.

그러면 어떻게 주문해야 할까?

우선은 살이 잘 안 찌는 우설과 기름기가 적은 등심을

먹는다. 양념보다는 생고기로 구워 소금을 찍어 먹는 것이 섭취 칼로리를 줄이는 좋은 방법이다.

이 부위는 기름이 좀 있어도 소금에 찍어 먹으면 300킬로칼로리 정도밖에 안 된다. 먼저 이 두 가지를 먹어두면 음식에 대한 만족도가 훨씬 높아질 것이다.

그 다음 등급 표시가 낮고 저렴한 고기 또는 등심이나 내장류를 먹는다.

저렴한 고기와 내장류는 지방의 함량이 적다. 특히 내장은 질긴 식감 때문에 씹는 맛이 있다. 씹는 횟수가 저절로 늘어나면 포만감을 준다는 것도 추천하는 이유이다.

#기름진 갈비와 안창살
#양념보다 생고기를
#낮은 등급의 저렴한 고기
#기름만 주의하자!

우설과 등심은 살찌지 않는다!

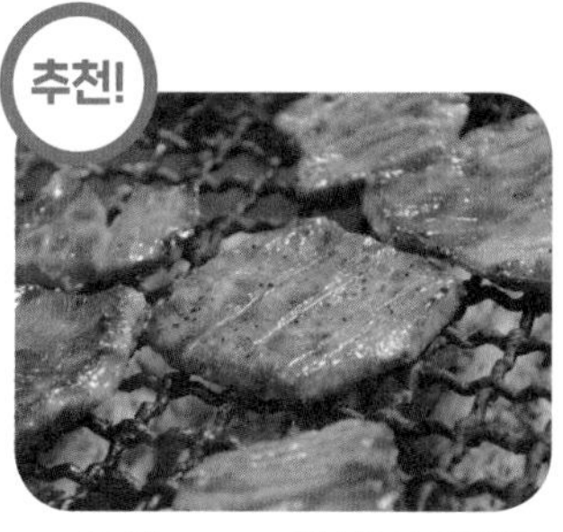

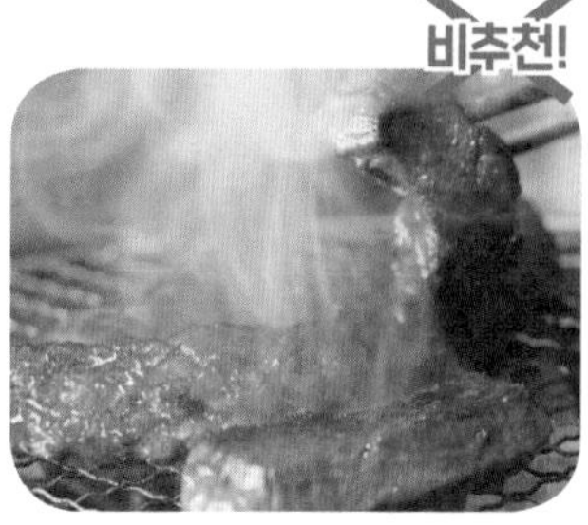

우설	등심(소금구이)	갈비	안창살(양념)
270kcal	318kcal	501kcal	507kcal

살찌지 않는 고기 섭취법

'지방이 적은 고기를 소금에 찍어 먹는다'

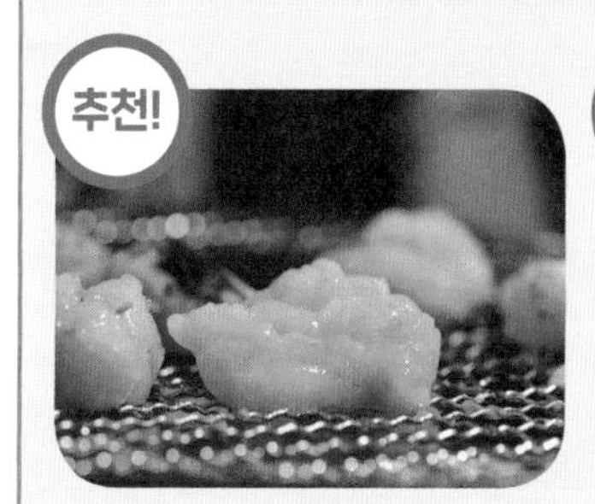

내장

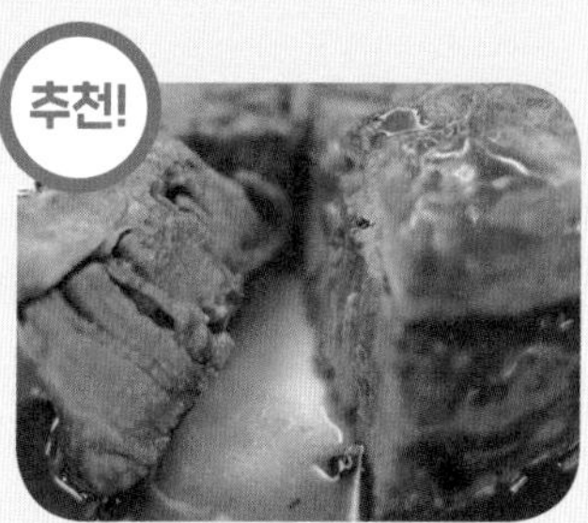

등심

처음에 주문을 끝내버리면 중간에 배가 불러지면서 자제력이 생기기 때문에 예산이 초과될 걱정도 없다.

07 초밥 재료는 전갱이, 오징어, 방어, 넙치를 추천!

초밥을 먹을 때도 주의해야 한다.

건강식으로 유명한 음식도 고칼로리인 경우가 많다. 어떤 초밥을 조심해야 할까?

탄수화물(당질), 즉 밥을 많이 사용하는 지라시즈시(잘게 썬 생선, 달걀부침, 오이, 양념한 야채를 초밥과 섞고 위에 고명을 얹은 초밥-옮긴이), 해산물 덮밥, 김초밥, 오시즈시(초밥과 재료를 세게 눌러 만든 초밥-옮긴이), 유부초밥은 모두 칼로리가 높다.

또한 초밥을 고지방식으로 만드는 원인은 재료에 있

다. 참치마요네즈와 맛살샐러드처럼 마요네즈를 사용한 재료는 지방이 많고 칼로리가 높다.

살찌지 않는 초밥은 밥이 적고 재료에 마요네즈가 사용되지 않은 것이다. 즉, 손으로 쥐어서 만든 초밥이야말로 궁극의 건강식이라 할 수 있다.

재료는 어패류로 제한한다. 회에는 양질의 단백질이 많은 반면 지방은 적기 때문이다.

게다가 어패류에는 당질의 대사를 촉진하는 필수 아미노산인 라이신이 풍부하다. 어패류와 밥을 함께 먹으면 라이신이 밥의 당질을 에너지로 소비하기 때문에 불필요한 지방이 몸에 쌓이는 것을 방지할 수 있다.

추천하는 생선은 도미, 방어, 넙치, 전갱이이다. 이 생선들은 탄수화물을 연소시키는 데 필요한 비타민B1이 풍부하게 들어 있다.

#고칼로리 유부초밥
#마요네즈 제로 초밥
#필수 아미노산 라이신
#도미, 방어, 넙치, 전갱이

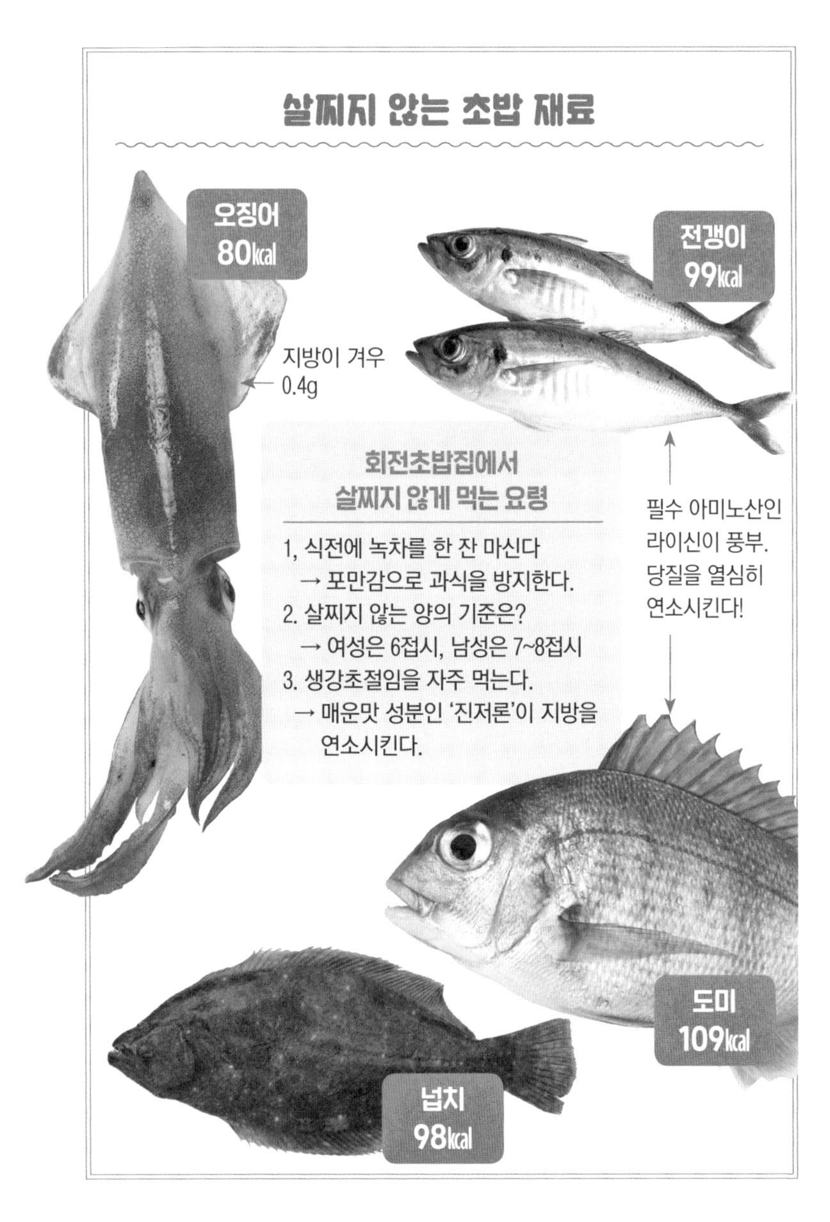
살찌지 않는 초밥 재료
오징어
80kcal
지방이 겨우
0.4g
전갱이
99kcal
필수 아미노산인
라이신이 풍부.
당질을 열심히
연소시킨다!
회전초밥집에서
살찌지 않게 먹는 요령
1, 식전에 녹차를 한 잔 마신다
→ 포만감으로 과식을 방지한다.
2. 살찌지 않는 양의 기준은?
→ 여성은 6접시, 남성은 7~8접시
3. 생강초절임을 자주 먹는다.
→ 매운맛 성분인 '진저론'이 지방을
연소시킨다.
도미
109kcal
넙치
98kcal

08 '맘껏 먹어도 살찌지 않는' 최강의 음주법

치킨과 구운 만두처럼 술과 궁합이 잘 맞는 안주는 많이 먹어도 괜찮다.

피자, 치킨 등 술에 어울리는 안주는 대부분 칼로리와 지방 함량이 높다. 인기 있는 안주일수록 다이어트와는 상극이다.

그래도 먹을 때는 맛있게 먹자.

좋아하는 치킨 앞에서 다이어트 때문에 스트레스 받을 필요는 없다. 술자리에서 스트레스를 받지 않는 것이 결과적으로 당신을 살찌지 않게 하기 때문이다.

즐거운 자리에서 먹는 것으로 스트레스 받아봐야 좋을 것 없다. 오히려 참으면 참을수록 식욕을 억제하기가 더 힘들어지기 때문이다.

다만 치킨을 비롯해 기름에 튀긴 음식을 먹을 때는 야채, 두부, 생선 요리, 튀기지 않은 음식, 마요네즈를 사용하지 않은 음식 등 칼로리가 낮은 안주를 함께 먹는 식습관을 유지하는 게 중요하다.

만약 섭취 칼로리가 초과되었을 때는 3일 정도 평소의 80퍼센트로 먹는 양을 조절한다. 다이어트를 위한 칼로리 관리는 1주일 단위로 하는 것이 바람직하다.

#술과 찰떡 궁합
#참으면 식욕이 더 늘어
#칼로리가 낮은 안주를
#먹는 양을 80%로 줄이기

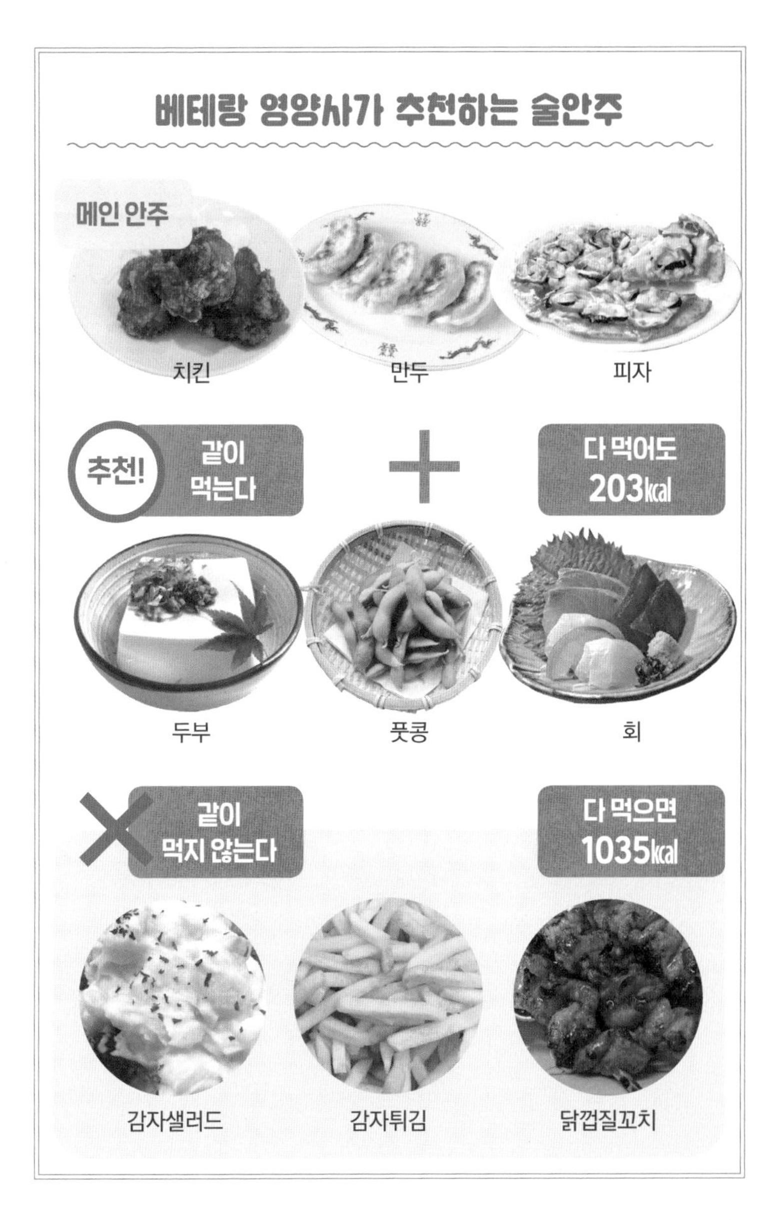
베테랑 영양사가 추천하는 술안주
메인 안주
치킨
만두
피자
추천!
같이 먹는다
다 먹어도 203kcal
두부
풋콩
회
같이 먹지 않는다
다 먹으면 1035kcal
감자샐러드
감자튀김
닭껍질꼬치

09 '마셔도 마셔도 살찌지 않는' 맥주 마시기

'맥주를 마셔도 살찌지 않는다!'

맥주 마니아라면 반드시 알아두어야 할 팁이 있다.

바로 안주를 잘 고르는 것이다. 이것만 주의하면 '술배'가 나올까 봐 걱정할 필요가 없다.

맥주는 어떤 안주와도 궁합이 좋은 술이다.

치킨, 피자, 닭꼬치는 물론 풋콩과 두부도 맥주와 먹으면 담백하고 맛있게 먹을 수 있다. 그 때문에 맥주를 마시다 보면 점점 과식을 하게 된다. 그래서 저칼로리 고단백질 안주를 먹어야 하는 것이다.

일단 저칼로리 음식은 양에 신경 써야 하는 스트레스에서 해방시켜준다. 한편 고단백질 음식은 술의 해로운 성분으로부터 간을 보호하는 효과가 있다. 간은 알코올을 분해할 때 단백질을 필요로 한다. 간세포는 술의 알코올을 분해하기 위해 분투하고 그 과정에서 조금씩 파괴되는데, 이때 단백질이 회복시킨다. 또한 밥을 먹을 때 생긴 칼로리를 체온으로 발산하는 효과가 있다는 것도 놓치지 말자.

#살찌지 않는 맥주?
#저칼로리 고단백질 안주 권장
#고단백질은 간을 보호
#알코올 분해에 필요한 단백질

맥주가 살찐다는 것은 거짓말?

맥주를 마셔도 살찌지 않는 3가지 원칙

1
다음 날까지 숙취가 남아 있을 정도로 마시지 않는다!

간이 분해할 수 있는 음주량을 초과하면, 남은 칼로리가 배 주변에 지방으로 쌓인다.

2
저칼로리 안주를 고른다!

안주 양에 신경 쓰면 스트레스가 되므로 칼로리가 낮은 안주를 주로 먹는다.

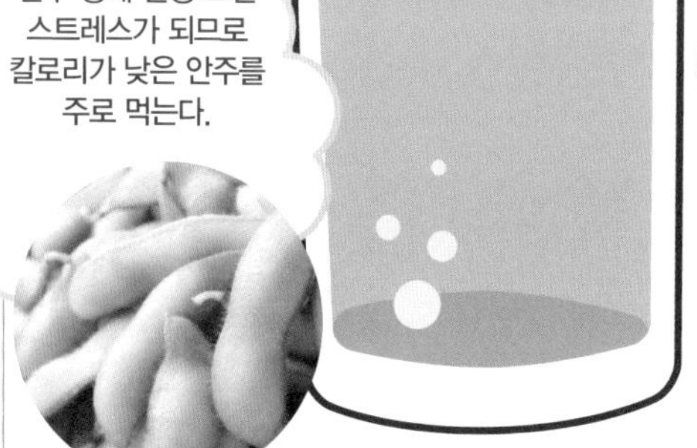

3
고단백질 안주를 고른다!

단백질은 체온으로 칼로리를 발산한다.

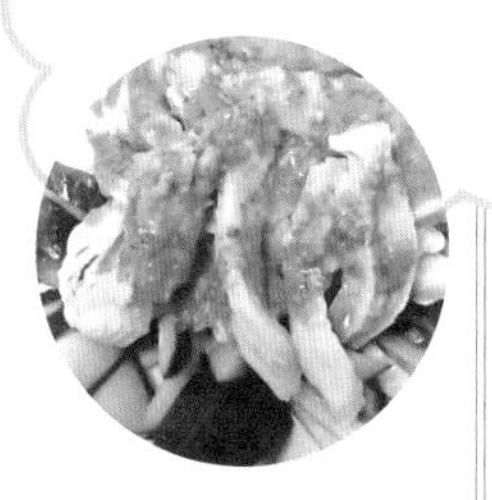

10 술과 안주의 궁합을 따져 스트레스 없이 즐기자!

먼저 살찌는 안주에는 어떤 것이 있는지 제대로 파악하자.

먼저 안주 때문에 살찌는 원인은 두 가지이다. 첫 번째는 안주에 지방이 많기 때문이고, 두 번째는 안주를 과식하기 때문이다. 예를 들면 피자와 감자튀김은 살찌는 안주의 대명사로 꼽을 만하다.

그렇다면 지방이 적고 과식할 일이 없는 음식은 살찌지 않는 안주가 된다.

날로 먹는 안주 중에는 회, 생두부, 야채, 맛살류, 치즈 등이 있다. 무와 양상추가 들어간 야채샐러드, 해조류샐러드, 문어와 오이 초무침을 추천한다.

회는 도미, 방어, 전갱이, 고등어초절임과 연어가 좋다. 술을 분해하는 비타민B_1이 풍부해서 불필요한 지방이 몸에 쌓이지 않기 때문이다. 가리비, 낙지, 오징어는 간 기능 개선에 탁월한 타우린이 풍부하다.

익혀 먹는 음식 중에는 풋콩과 샤브샤브, 익힌 야채샐러드, 반숙 달걀조림 등을 추천한다.

술자리는 즐거워야 한다. 음식 궁합을 잘 따져서 스트레스 받지 말고 술을 즐기자.

#살찌지 않는 안주
#회, 생두부, 야채, 맛살류, 치즈
#음식 궁합

맥주를 마실 때는 이 안주를!

치즈
회
생두부
날로 먹는 음식

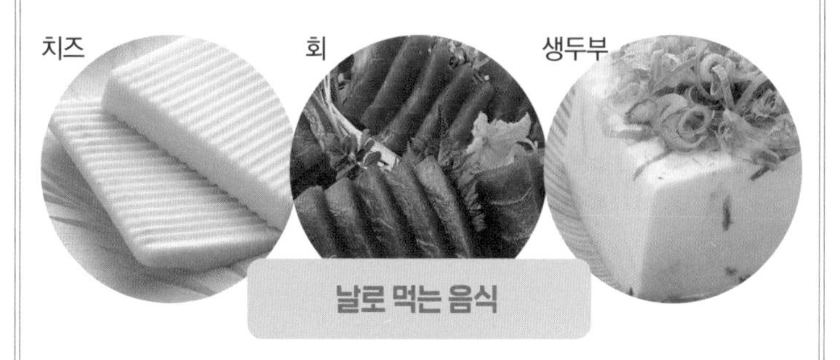

적절한 섭취량

고기와 생선
100~150g

야채
양손으로 가득

치즈와 맛살류
작은 그릇으로 하나

익혀 먹는 음식
풋콩
샤브샤브
반숙
달걀조림
익힌
야채샐러드

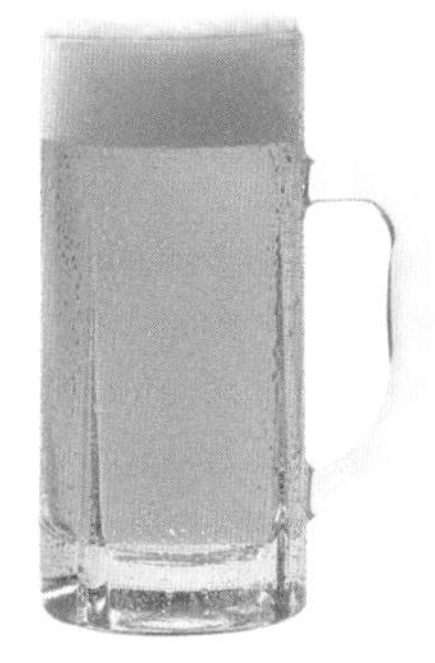

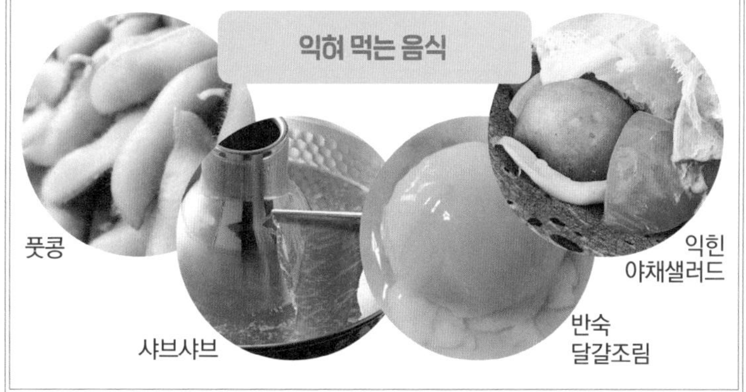

11 4가지 생선으로 '지방간'을 예방한다!

과음과 과식으로 인한 여분의 칼로리는 어디에 쌓이는 것일까?

술을 분해하는 '간'에 주로 쌓인다. 이것이 지나치면 '지방간'이라는 비만 상태에 이르게 된다.

30~40대를 중심으로 늘고 있는 지방간은 다양한 성인병의 원인이 되기도 한다.

술을 너무 마셨다 싶을 때는 간에 지방이 쌓이지 않도록 가다랑어, 참치, 연어, 꽁치를 먹자.

이 네 가지 생선에 많은 비타민B6가 간에 지방이 쌓이는 것을 막아준다.

네 가지 중 어떤 것을 먹든 관계는 없지만 중요한 것은 평소 적당량을 먹는 식습관을 유지하는 것이다.

구이로 먹을 경우 연어 한 토막과 꽁치 한 마리가 적당한 섭취량이다. 참치를 회로 먹는다면 8조각 정도 먹어야 한다. 튀김은 불필요한 지방이 쌓이게 되므로 피하는 것이 좋다.

내장 지방이 쌓이는 것을 예방하는 것이 건강한 다이어트로 이어진다.

과음한 다음 날에는 간을 푹 쉬게 해주면 여분의 칼로리를 연소시키는 효과도 거둘 수 있다.

#여분의 칼로리
#지방간
#가다랑어, 참치, 연어, 꽁치
#내장 지방

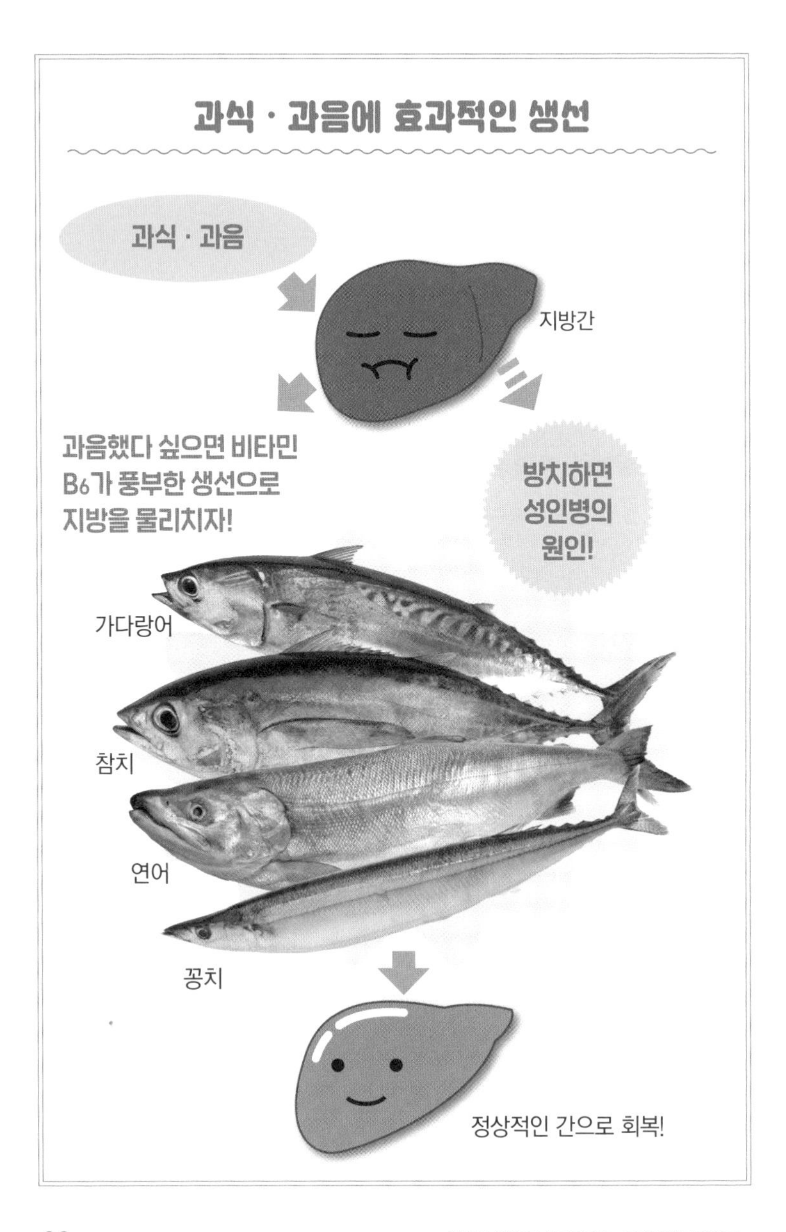
과식 · 과음에 효과적인 생선
과식 · 과음
지방간
과음했다 싶으면 비타민
B6가 풍부한 생선으로
지방을 물리치자!
방치하면
성인병의
원인!
가다랑어
참치
연어
꽁치
정상적인 간으로 회복!

12 어떤 술과 먹어도 살찌지 않는 아몬드

어떤 술과 먹어도 살찌지 않는 안주가 있으니 바로 아몬드이다.

아몬드의 뛰어난 효능의 비밀은 풍부한 비타민B_2에 있다. 다른 안주에서 섭취한 지방을 그 자리에서 연소시킬 뿐만 아니라 체지방을 분해한다. 그리고 탄수화물의 대사를 촉진해서 불필요한 칼로리가 몸에 쌓이는 것을 방지한다.

또한 칼슘과 마그네슘 등 미네랄도 풍부하다.

마그네슘은 칼슘과 균형을 이루며 신경을 차분하게 진정하는 효과가 있다. 이런 작용이 체내에서 활발하게 이루어지면 스트레스로 인한 과식을 막아준다.

또한 마그네슘은 비타민B군과 협력하여 다이어트의 적인 탄수화물과 지방의 대사를 촉진, 연소시킨다.

앞에서 말했듯이 우리는 고칼로리, 고지방 음식을 술안주로 고를 때가 많다. 게다가 술의 알코올 성분은 마그네슘의 흡수를 방해하기 때문에 과음이 잦은 사람은 마그네슘이 부족해지기 마련이다. 여러 가지 면에서 아몬드는 최고의 안주라 할 수 있다.

#아몬드는 최고 안주
#마그네슘 효과
#알코올과 마그네슘은 상극

지방과 탄수화물을 분해하는 최고의 안주

아몬드
1회(25알)
칼로리 182kcal
비타민B2 0.33mg
마그네슘 81mg
칼슘 53mg
비타민B2의 효능
· 체지방 분해
· 탄수화물의 대사 촉진
· 불필요한 칼로리가 쌓이는 것을 방지
마그네슘의 양
우유 한 잔 함유량의 네 배

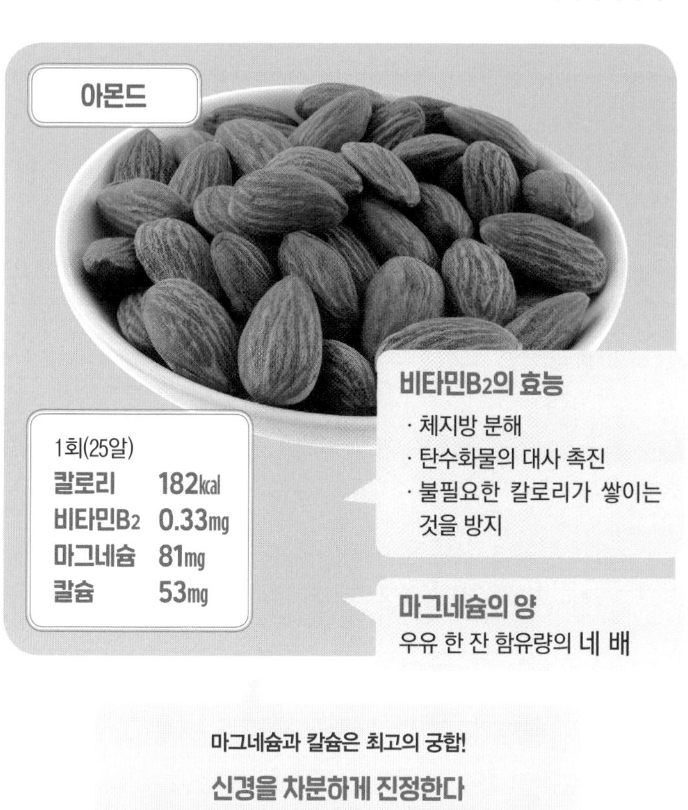

마그네슘과 칼슘은 최고의 궁합!

신경을 차분하게 진정한다
스트레스로 인한 과식을 막는다
균형이 중요

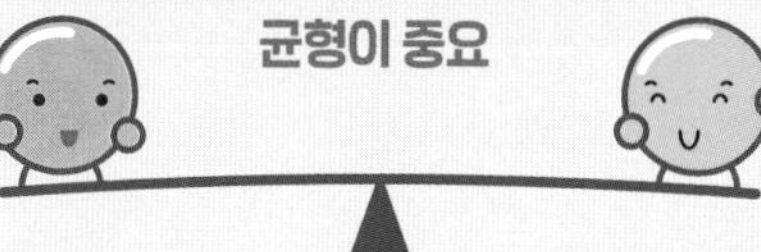

13 음주 후 라멘이 당기는 우리 몸의 생리적 이유

안주와 술을 잔뜩 먹고 마신 뒤에도 왠지 마무리는 라멘으로 하고 싶지 않은가?

대개 속을 푼다는 이유를 내세우기도 하지만 실제로는 인체의 정상적인 반응일 뿐이다. 왜 그럴까?

간은 술의 알코올 성분을 분해할 때 당질을 이용한다. 따라서 술을 마시면 몸에 당질이 부족해지고, 이뇨 작용 때문에 수분도 부족해진다.

따라서 우리 몸이 당질과 수분이 풍부한 라멘을 원하

는 것은 지극히 정상적인 반응이다.

라멘을 먹으며 죄책감을 느낄 필요는 없지만, 다음과 같이 살찌지 않는 나름의 대책을 세워두자.

첫째, 안주로 풋콩을 2인분 먹는다. 풋콩에는 비타민 B_1, 비타민 B_2가 풍부해서 탄수화물과 지방을 분해한다.

둘째, 아침을 건강식으로 간단하게 먹는다. 불필요한 칼로리가 지방으로 축적되는 것을 방지하는 데 도움이 된다. 잡곡밥, 미역 된장국, 양배추, 달걀, 멸치조림 등으로 이루어진 균형 있는 식단을 추천한다.

밥이 안 당길 때는 미역 된장국이라도 마시자. 풍부한 섬유질이 불필요한 콜레스테롤의 흡수를 억제하고, 전날 먹은 음식 찌꺼기를 대변으로 밀어낸다.

#라멘 속풀이
#이뇨 작용과 수분 부족
#미역 된장국

간이 알코올을 분해하는 구조

술 마신 뒤 라멘이 당기게 되는 원리

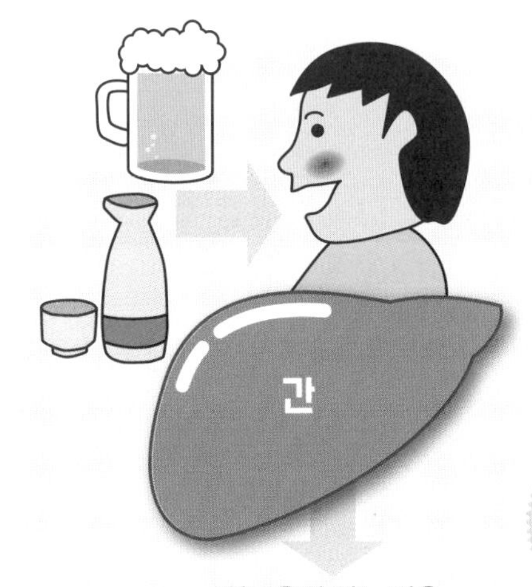

간이 당질을 이용해
알코올을 분해

당질 부족으로!

알코올의 이뇨 작용

수분 부족으로!

Q 당질과 수분이 풍부한 음식은?

A 라멘

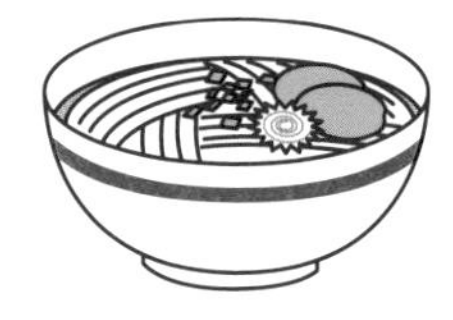

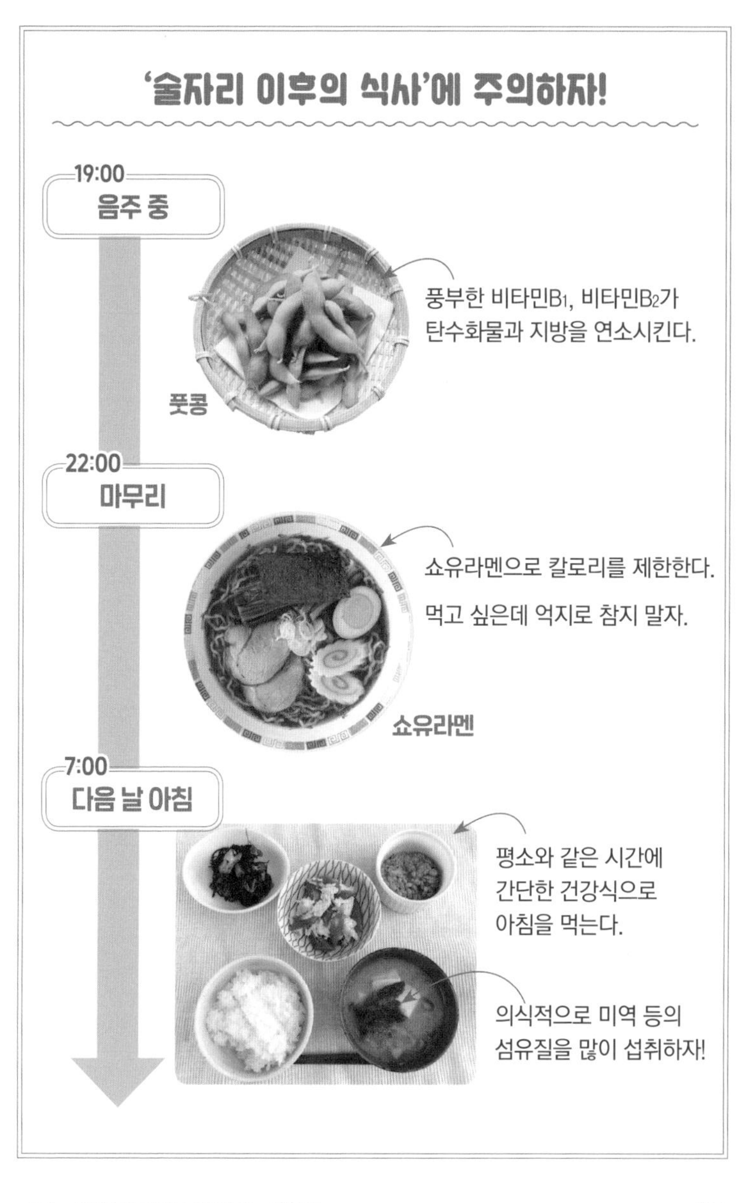
'술자리 이후의 식사'에 주의하자!
19:00
음주 중
풍부한 비타민B1, 비타민B2가
탄수화물과 지방을 연소시킨다.
풋콩
22:00
마무리
쇼유라멘으로 칼로리를 제한한다.
먹고 싶은데 억지로 참지 말자.
쇼유라멘
7:00
다음 날 아침
평소와 같은 시간에
간단한 건강식으로
아침을 먹는다.
의식적으로 미역 등의
섬유질을 많이 섭취하자!

3장

고칼로리와 저칼로리의 상관관계

01 '살찌는 체질이 있다'라는 말이 거짓말인 이유

'살찌는 게 집안 내력이라 다이어트에 실패한다.'

그렇게 믿고 싶은 마음은 이해하지만 전혀 근거 없는 소리이다.

살이 찌는 것은 유전이라기보다 식생활의 영향이 압도적으로 크기 때문이다.

부모님과 형제자매가 모두 뚱뚱하면 바로 유전의 가능성을 의심하고 싶겠지만, 이때도 생각할 수 있는 이유는 한 가지뿐이다. 가족 모두가 살찔 만한 식생활을 하고 있다는 것이다.

"하지만 언니는 날씬한데 저는 뚱뚱하다고요."

다이어트 식단에 대해 조언하다 보면 이와 같은 말을 자주 듣는다.

가족과 똑같이 먹는데 체중에 차이가 나는 것은 식사 이외의 칼로리 섭취량이 다르기 때문이다. 결코 유전 탓이 아니다. 오히려 자신의 책임을 회피하려는 심리가 문제이다.

나는 그 상담자에게 하루 종일 자신이 먹은 음식을 전부 사진으로 기록하라고 조언했다.

그러자 친구와 먹은 케이크, 술자리에서 먹은 술과 칼로리 높은 안주 등이 낱낱이 드러났다.

여러분도 자신이 먹은 음식들을 3일 동안 찍고 기록해보기 바란다. 의외로 자신이 많이 먹는다는 사실을 알게 될 것이다.

#살찌는 체질
#유전보다 식생활
#식사 이외의 칼로리 섭취
#3일 음식 찍어보기

언니는 날씬한데, 동생은 뚱뚱하다?

같은 음식을 먹어도 자매의 체형이 다른 이유는?

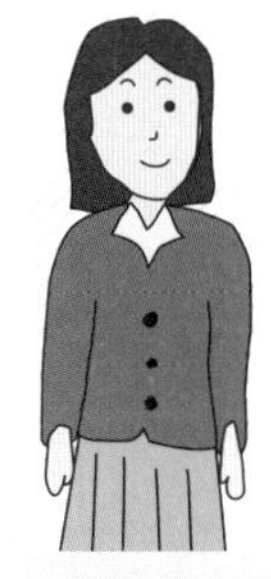

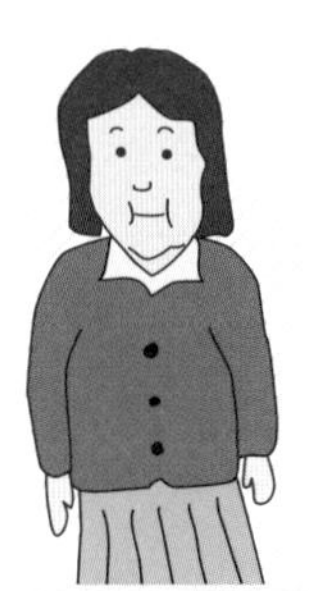

식사 이외의 칼로리 섭취량이 다름

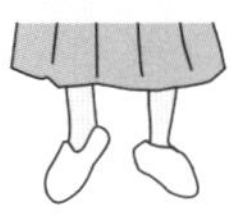

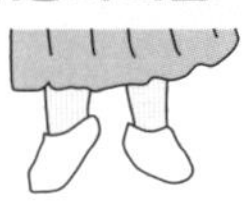

먹은 음식들을 시험 삼아
3일 동안 찍어보자

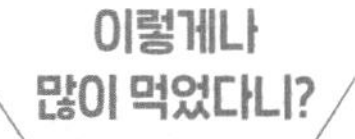

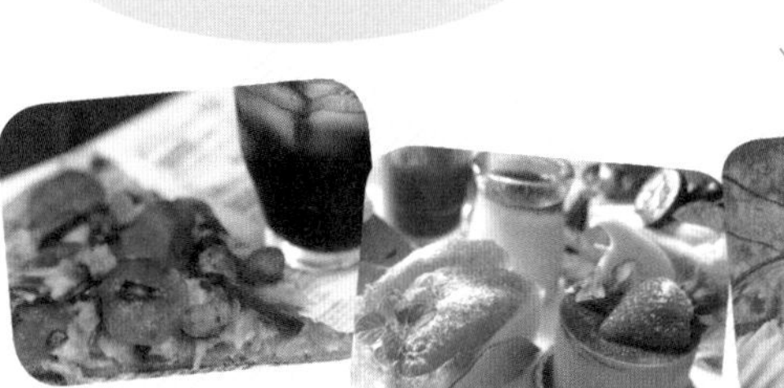

02 '식사 일기'를 기록하면 반드시 빠진다!

'식사 내용을 노트에 기록한다!'

이 단순한 방법 하나만으로 당신은 충분히 날씬해질 수 있다.

다이어트의 비결은 쉽게 말해서, 소비 칼로리보다 섭취 칼로리를 줄이는 것이다. 그동안 먹었던 음식보다 낮은 칼로리로 식사를 하면 당연히 그렇게 될 것이다.

그러나 현실은 그렇게 간단치 않다는 데 문제가 있다.

칼로리가 낮은 식사로 바꿨는데도 도무지 살이 빠질

기미가 안 보인다. 도대체 왜일까?

이유는 간단하다. 칼로리를 억제했다고 믿지만 실제로는 그렇지 않기 때문이다. 사람은 대부분 자신이 먹었다고 기억하는 양보다 '훨씬 많은 양'을 먹는다.

가령 살을 빼기 위해 밥의 양을 3분의 1로 줄였다고 치자. 덜어낸 밥만큼 칼로리는 줄어든다. 하지만 반찬을 많이 먹으면 말짱 도루묵이다. 섭취한 총 칼로리는 평소와 같기 때문이다.

하지만 본인은 밥을 줄인 만큼 칼로리가 낮아졌다고 믿기 때문에 살이 안 빠지는 이유를 납득하지 못하는 것이다.

#기록하는 식사
#섭취 칼로리 줄이기
#기억보다 훨씬 많은 양
#식사 일기 쓰기

노트에 적기만 하면 되는 '식사 일기'

기록을 남기면 칼로리를 억제하려는 심리가 발동한다.

어렵지 않게 뺄 수 있다

7:20
아침

토스트 한 쪽(마가린), 우유, 요구르트

12:00
점심

감자는 과식하지 않도록 주의.

밥(한 공기), 꽁치(소금구이 한 토막)
감자샐러드 한 접시(소)
야채볶음(돼지고기, 부추, 숙주나물)

15:00
간식

먹었다는 것을 잊기 쉽다.

미타라시당고

19:00
저녁

고기, 생선, 달걀 등 단백질이 함유된 반찬을 많이 먹는다.

밥(한 공기)
된장국(감자, 양파, 파)
햄버그스테이크, 달걀프라이
샐러드(햄, 양배추, 오이, 토마토, 양파)
생두부(파, 가츠오부시)
캔 맥주(350㎖) 한 캔

맥주는 하루에 500㎖까지.

03 안 먹어도 '살찌는 사람', 먹어도 '안 찌는 사람'

'똑같이 먹는데 왜 나만 살이 찌는 걸까?'

같은 요리를 먹어도 사용하는 조미료의 양이 달라서 섭취 칼로리에 차이가 생기기 때문이다.

어느 나라에서 날씬한 언니와 통통한 동생의 식습관에 대해 연구한 적이 있었다. 자매는 일란성 쌍둥이였고 유전적으로 완전히 일치했다. 그런데도 체형에 차이가 생기는 이유는 무엇일까?

식사 내용, 활동량, 수면 시간 등을 조사한 결과, 식습관에서 한 가지 차이점이 발견됐다.

언니가 먹은 샐러드 그릇에는 드레싱이 많이 남아 있었고, 동생의 그릇은 깨끗하게 비워져 있었던 것이다.

물론 그것만으로 결론을 내리지는 않았겠지만, 자매의 체형에 차이가 생긴 이유 가운데 하나로 꼽을 만하다.

이같이 똑같은 종류의 식사를 해도 버터와 마요네즈, 드레싱의 양에 따라 칼로리에 큰 차이가 생긴다. 이것이 쌓이면 결국 체중 차이로 이어진다는 것을 명심하자.

밥 한 술에 100킬로칼로리라는 사실을 늘 염두에 두면 좀 더 날씬한 체형에 다가갈 수 있을 것이다.

#체형이 다른 일란성 쌍둥이
#식습관의 차이
#드레싱의 양에 따라 달라지는 체중

'조미료 양'에 따라 칼로리가 달라진다!

빵에 바르는 마가린

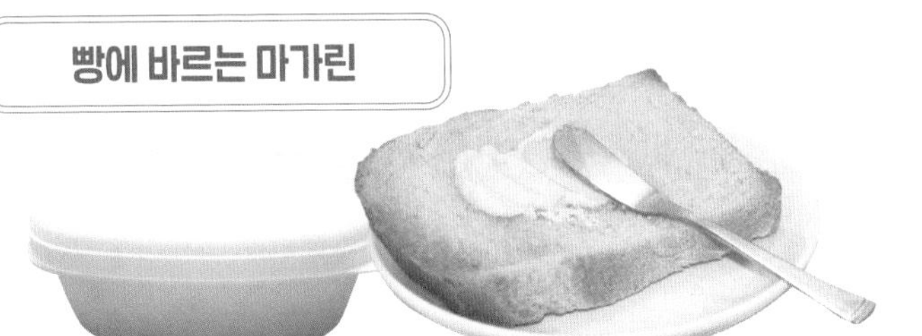

살짝 바른다……작은 숟가락으로 2개(8g) **62kcal**

듬뿍 바른다……큰 숟가락으로 1개(12g) 약 **100kcal**

38kcal 차이

샐러드에 뿌리는 마요네즈

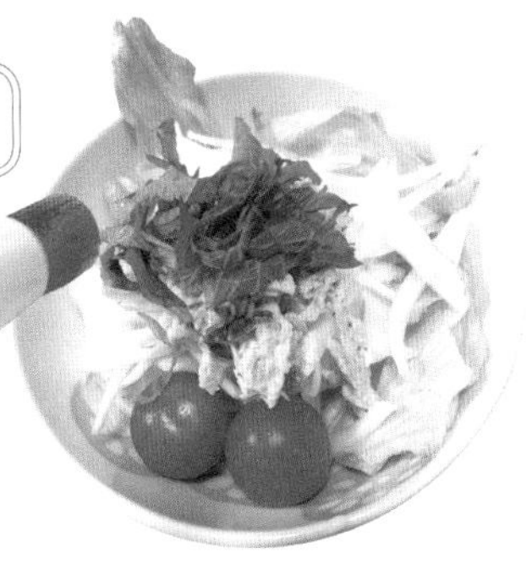

보통으로 뿌린다……작은 숟가락으로 2개(8g) **56kcal**

듬뿍 뿌린다……큰 숟가락으로 수북하게 1개(16g) **112kcal**

56kcal 차이

04 마가린과 마요네즈가 성인병을 유발하는 원흉!

마가린과 마요네즈에 함유된 '트랜스지방산'에 대한 관심이 높다.

트랜스지방산이란 지질의 구성 성분인 지방산의 일종으로, 천연 식품 중에서는 소고기와 우유, 유제품에 들어 있다. 그 밖에 식물성 기름이 사용되는 마가린, 쿠키, 비스킷의 제조 과정에서도 생긴다.

트랜스지방산을 지나치게 섭취하면 동맥경화와 심근경색에 걸릴 가능성이 높다고 알려져 있다. 그러나 우리가 일반적인 식생활에서 섭취하는 트랜스지방산은 건강에 위협을 미칠 만한 양은 아니다.

트랜스지방산은 지방이 많은 식품에 많다. 따라서 건강에 악영향을 미칠 만큼 트랜스지방산을 많이 먹으면 지방 과다로 인한 비만에 이르게 된다.

즉, 트랜스지방산의 영향과는 관계없이 대사증후군에 걸려서 동맥경화, 고지혈증, 고혈압, 당뇨병 같은 성인병이 오는 것이다.

소고기 비계, 치즈의 유지방, 마가린, 마요네즈에는 분명 트랜스지방산이 많지만, 그보다는 '지방이 많은 식품'이라는 점을 명심하고 먹는 양에 신경을 쓰는 것이 낫다.

#트랜스지방산
#지방 과다로 인한 비만
#대사증후군
#지방이 많은 식품 섭취 줄이기

트랜스지방산보다 '여기'에 주의!

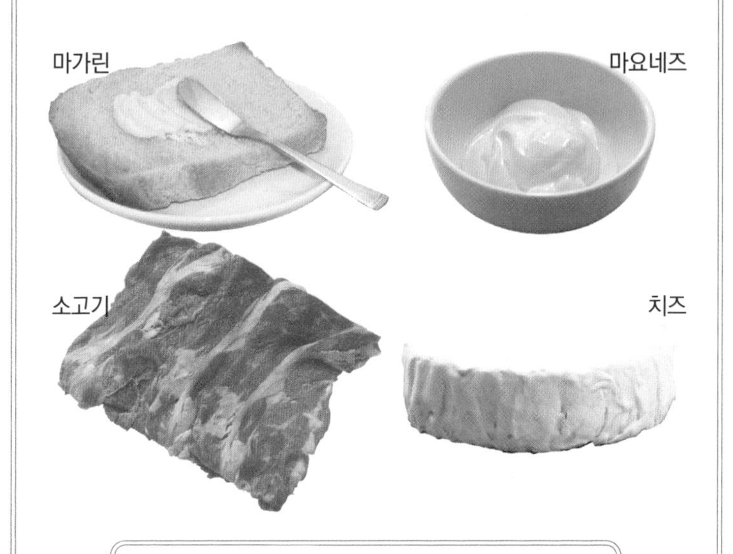

트랜스지방산을 과다 섭취하지 않으려면

마요네즈와 마가린은 작은 숟가락으로 2개까지.
지방이 많은 식품은 많이 먹지 않는다.

트랜스지방산의 섭취 기준

WHO(세계보건기구)는 총 에너지 섭취량의 1% 미만으로 제한할 것을 권고하고 있다. 나이와 성별에 따라 다르지만 총 에너지의 1%는 하루에 약 2g이다.

05 '마요네즈' 햄버거는 절대 사양합니다!

데리야키버거는 일본풍 음식이라 몸에 좋다고 생각하기 마련인데 완전한 착각이다.

진한 맛을 내기 위해 고칼로리 고지방 식품인 마요네즈를 듬뿍 사용하기 때문이다.

칼로리가 높은 햄버거는 어떤 음식일까? 돈가스처럼 튀긴 음식을 넣은 햄버거를 떠올리고 있지는 않은가?

예를 들어 KFC의 치킨가스샌드위치는 개당 474킬로칼로리, 롯데리아의 새우버거는 492킬로칼로리이다. 반면에 맥도날드의 데리야키맥버거는 개당 496킬로칼로리나 된다.

기본 칼로리가 높아 건강식은 아닌 셈이다.

다이어트를 목적으로 한다면 마요네즈로 맛을 내지 않은 햄버거를 기준으로 삼는다. 가령 치즈버거나 라이스버거 또는 메뉴 사진에서 마요네즈가 들어가지 않은 것을 확인하고 주문한다.

데리야키 맛 외에도 마요네즈로 맛을 내는 햄버거는 의외로 많다. 생각보다 선택하는 데 제약이 많긴 하지만 칼로리를 알면 자연히 마요네즈 맛을 피하게 될 것이다.

#데리야키버거
#마요네즈가 많은 고칼로리 버거
#마요네즈 사양하기

햄버거를 고르는 기준은 마요네즈의 양

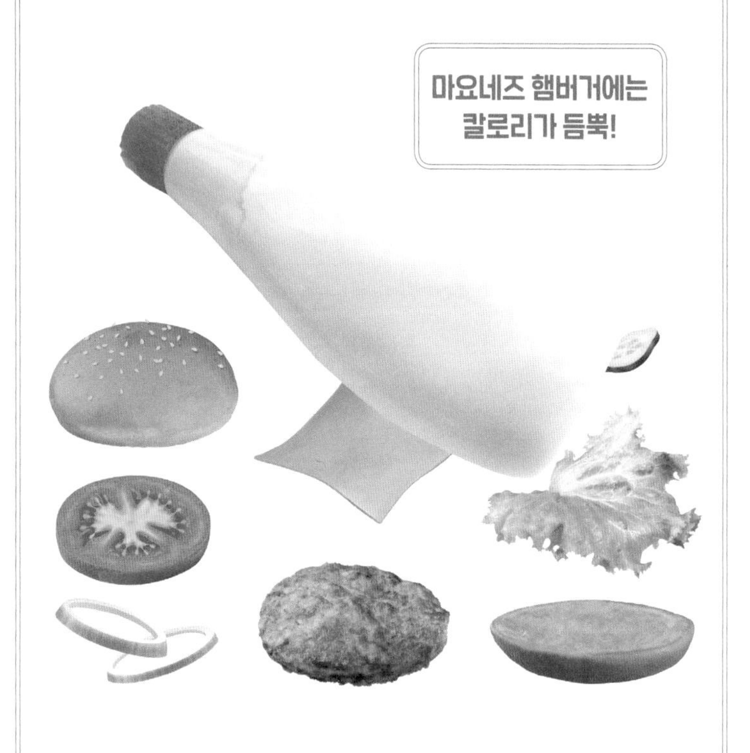

햄버거에는 마요네즈가 듬뿍!

데리야키맥버거 496kcal
치즈버거 310kcal
햄버거 260kcal

06 저칼로리 식단만으로 살이 안 빠지는 이유

'칼로리가 낮은 메뉴를 고른다.'

사실 이렇게만 해서는 살이 빠지지 않는다. 다음 페이지를 보자. 흔히 냉메밀국수처럼 단품 메뉴가 다이어트에 더 좋다고 생각한다. 그런데 의외로 튀김 메밀국수처럼 내용물이 있는 메뉴가 더 나은 측면도 있다.

내용물이 많은 만큼 소화 시간이 길어져서 불필요한 식욕을 억제할 수 있을 뿐 아니라, 더 많은 영양소를 섭취할 수 있기 때문이다.

'다이어트를 할 때 칼로리가 전부는 아니다.'

이 사실을 우선 명심하자. 면류뿐 아니라 모든 음식에 공통적으로 해당되는 이야기이다.

내용물이 풍부한 외식 추천 메뉴를 소개한다.

1위는 돌솥비빔밥, 2위는 고모쿠라멘(탕면, 고기나 해물, 야채 등 갖가지 재료를 넣은 라멘-옮긴이), 3위는 중국식 냉면이다.

이 음식들은 한 번에 다양한 재료, 특히 야채를 많이 사용해서 만들기 때문에 손쉽게 여러 가지 영양소를 섭취할 수 있다. 다만 비빔밥은 야채보다 밥의 양이 많을 때가 간혹 있으니 적은 양을 주문하자.

칼로리가 낮은 메뉴보다는 내용물이 많은 메뉴를 먹는다.

이것이 불필요한 식욕을 없애고 마음껏 먹으면서 자연스럽게 살을 빼는 요령이다.

#저칼로리 식단의 함정
#돌솥비빔밥과 고모쿠라멘
#내용물이 많은 메뉴

'칼로리'보다 '식욕'을 다스린다

지방이 적다

든든하지 않다

간식을 먹는다

살찐다

냉메밀국수 284kcal
(소화되는 데 약 2시간)

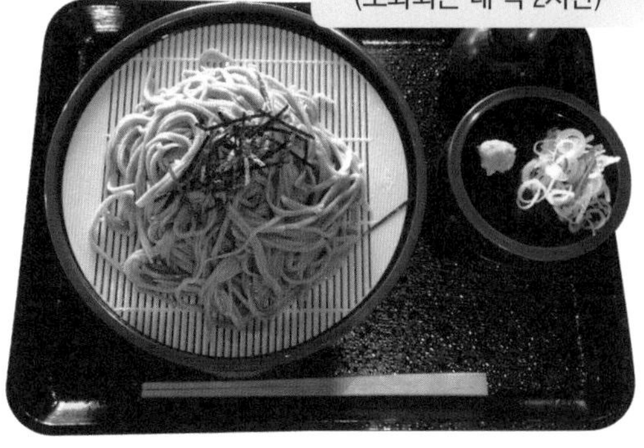

칼로리는 낮지만 배가 금방 꺼진다

내용물이 많다

든든하다

간식이 안 당긴다

살찌지 않는다

튀김 메밀국수 554kcal
(소화되는 데 약 4시간)

칼로리는 높지만 든든함이 오래 유지된다!

07 '칼로리 제로' 인공감미료가 다이어트를 망친다

'칼로리 제로는 안심할 수 있다.'

다이어트를 할 때 이러한 믿음을 갖고 있다면 당장 버리길 바란다.

'칼로리 제로' 표시가 붙은 대표적인 식품, 가령 인공감미료는 불필요한 식욕을 불러일으킨다. 뇌는 거기에 속아서 오히려 단 음식이 당기게 한다.

인공감미료는 설탕처럼 달콤한데도 칼로리가 거의 없다. 이것은 원래 설탕에 있는 당질이 없다는 뜻이다. 그러면 어떻게 될까.

인공감미료가 들어간 음료수나 디저트를 먹으면 혀가 단맛을 느끼고 '단맛(=당질)'이 몸에 들어왔다고 뇌에 연락을 취한다. 그러면 뇌는 혈당(혈중 포도당의 농도)을 떨어뜨리는 호르몬을 분비한다.

그러나 실제로는 당질의 양이 늘어나지 않았기 때문에 혈당이 지나치게 떨어지고, 그 결과 몸은 소모한 만큼의 당질을 요구하게 된다. 그래서 설탕이 들어간 음식을 먹게 되는 것이다.

이것은 뇌가 내리는 지령이기 때문에 거부하기 힘들다. 아무리 애써도 단 음식을 먹고 싶은 유혹에 넘어가버리는 것이다.

#칼로리 제로가 부르는 식욕
#부족한 당질은 단맛을 더 불러
#더 위험한 인공감미료

인공감미료의 '현명한 사용법'

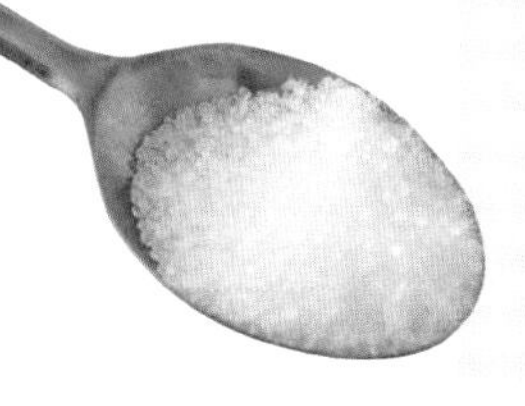

인공감미료를 먹으면 어떻게 될까?

설탕처럼 단맛은 나지만
칼로리 제로, 당질 제로

뇌는 당질이 몸에 들어왔다고 착각
▼
혈당을 떨어뜨리는 호르몬 분비
▼
혈당이 지나치게 떨어진다

그러나 실제로는
당질이 늘어나지 않는다

그 특징을 슬기롭게 이용하자!

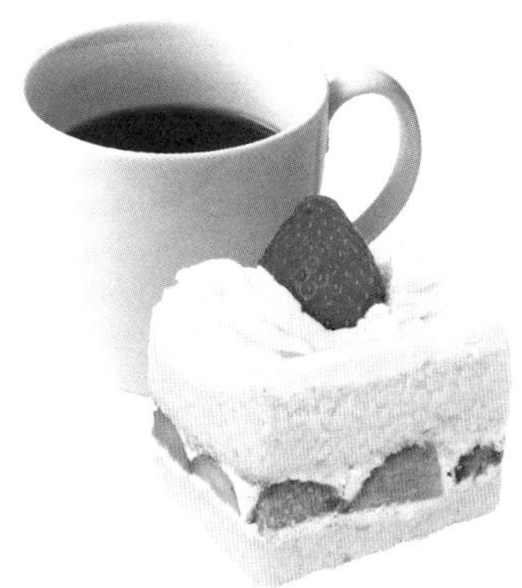

케이크에 커피를 곁들일 때 설탕 대신
인공감미료를 넣는다

혈당이 안정되고
불필요한 식욕도
사라진다

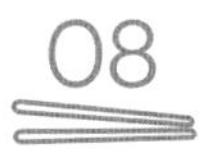

과자의 '단맛'이 아니라 과일의 '신맛'으로 피로 해소!

피곤할 때는 왠지 달콤한 과자에 손이 간다. 하지만 그런 습관은 당장 버리자.

피곤할 때 초콜릿이나 쿠키, 케이크 같은 달콤한 간식을 먹으면 피로가 해소되는 느낌이 드는 것도 사실이다.

하지만 효과는 오래가지 않는다. 2~3시간 정도 지나면 당분이 소화되어 다시 피곤해진다. 그렇게 피곤할 때마다 단것에 의지하기 때문에 몸에 불필요한 칼로리를 섭취하는 악순환에 빠지게 된다.

이 악순환의 고리를 끊는 데 가장 좋은 성분은 구연산이다.

구연산은 신맛이 나는 식품에 다량 함유되어 있다. 구연산을 가장 쉽게 섭취할 수 있는 음식은 감귤류(오렌지, 귤, 자몽 등) 과일과 과즙이며, 새콤달콤한 맛이 피로를 싹 날려준다.

피곤할 때는 새콤달콤한 음식으로 피로를 해소하자.

디저트로는 오렌지나 자몽이 들어간 케이크, 타르트, 셔벗을 추천한다. 다른 디저트를 먹을 때도 감귤류 과일을 4분의 1개 정도 같이 먹으면 좋다.

#달콤한 간식의 악순환
#구연산
#피로 해소에 좋은 새콤달콤 과일

당질 없이 피로를 날려주는 '구연산'!

Q 피곤할 때는 무엇을 먹어야 할까?

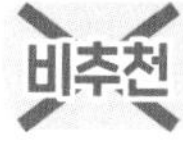

쇼트케이크

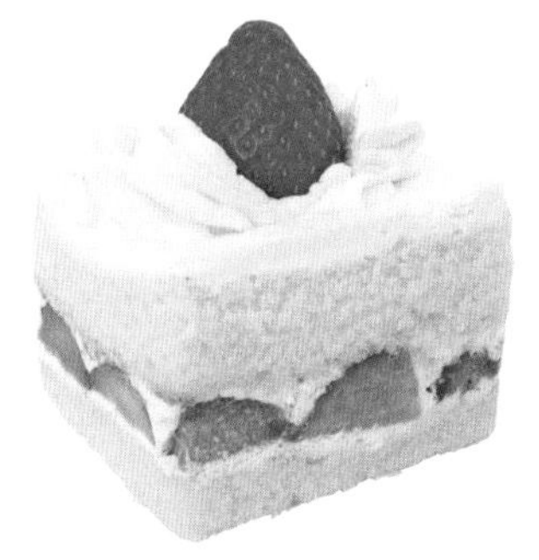

당질은 2~3시간이면
소화가 돼서 또 먹게 된다.

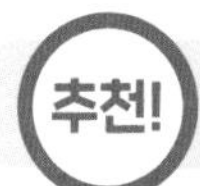

감귤류(오렌지, 귤, 자몽 등)

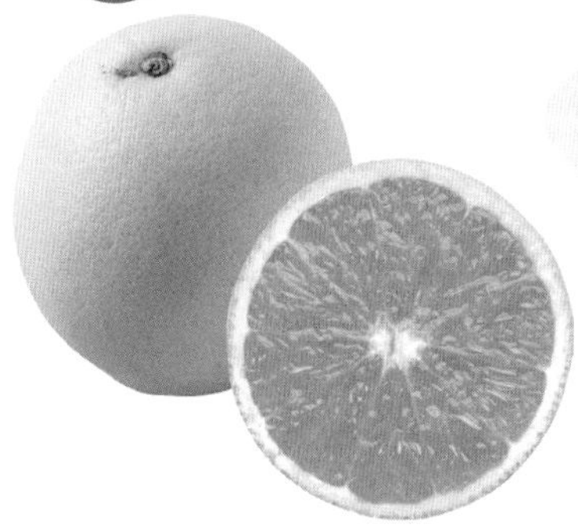

과일에 들어 있는 새콤달콤한
구연산이 피로를 싹 날려준다!

09 돼지고기 살코기로 비타민B1을 보충한다

'피곤할 때마다 단 음식을 먹어서 불필요한 칼로리를 섭취한다.'

이러한 악순환에 빠지지 않으려면 비타민B1이 함유된 식품을 먹자.

피로를 해소하려면 당분을 에너지로 바꿔야 하는데, 이때 비타민B1이 필요하다. 비타민B1은 노폐물을 몸 밖으로 배출하는, 말 그대로 불필요한 칼로리를 배출하는 '건강의 근원'이라 할 수 있는 영양소이다.

하지만 안타깝게도 비타민B1이 충분한 사람은 별로 없다. 이 영양소가 부족하면 당질은 여분의 칼로리가 되어 지방으로 축적된다. 열심히 움직여서 칼로리를 소비해도 살이 찌는 이유가 여기에 있다.

비타민B1을 보충하는 가장 좋은 방법은 무엇일까? 저녁에 돼지고기 살코기를 적극적으로 먹는 것이다.

이때 마늘이나 부추, 양파와 볶거나 전골로 만들어 먹으면 더욱 효과적이다. 이들 재료 냄새의 주성분인 알리신이 비타민B1의 작용을 극대화한다. 해조류초절임은 구연산이 풍부한 식품이므로 추천한다.

돼지고기에 초절임 음식을 곁들여 저녁을 먹은 후 새콤달콤한 디저트를 먹으면 수면 중의 피로 해소에도 도움이 된다.

#피로를 해소해주는 비타민B1
#건강의 근원
#지방으로 축적되는 당분
#돼지고기 살코기

당질을 에너지로 바꾸는 비타민B1

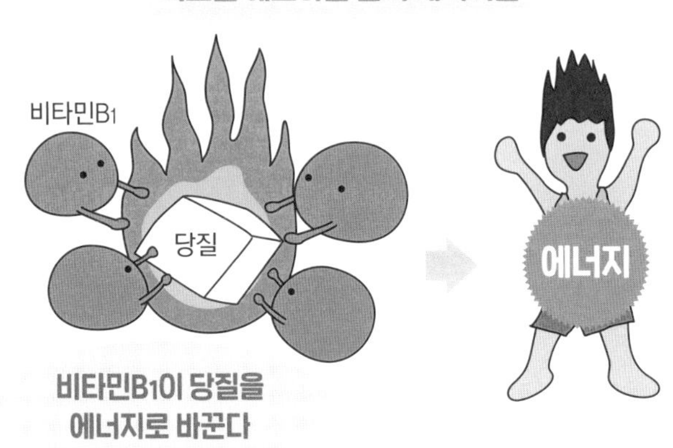

비타민B1이 풍부한 식품을 섭취하자!

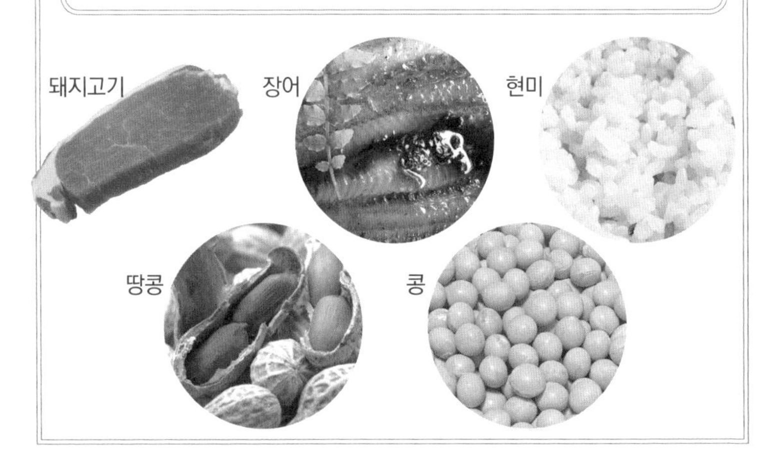

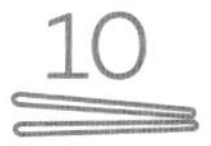

돼지김치전골은 먹을수록 살이 빠지는 음식?

전골 요리는 배불리 먹어도 살찌지 않을뿐더러 다이어트 효과까지 있다. 여러 가지 전골 중에서도 특히 야채가 들어간 것을 먹으면 확실하게 살이 빠진다.

야채는 익으면서 부피가 줄어들어 생으로 먹을 때보다 더 많이 먹게 된다. 또한 야채를 싫어하는 사람도 고기나 생선 육수가 배어 있기 때문에 맛있게 먹을 수 있다.

야채는 칼로리가 낮기 때문에 많이 먹었다고 걱정할 필요가 없다.

쑥갓, 배추, 양배추 심 부분, 버섯류처럼 섬유질이 풍부한 재료는 꼭꼭 씹지 않으면 삼키기 어렵다. 그래서 꼭꼭 씹다 보면 자연스럽게 포만감이 생긴다.

게다가 소화가 천천히 되는 특징이 있어서 식후에도 어느 정도 든든함이 지속된다.

물론 비타민, 미네랄류도 풍부하게 섭취할 수 있다. 이 영양소들은 탄수화물과 지방의 연소를 돕고 먹은 것을 곧장 에너지로 소비한다. 이때 섭취한 칼로리가 소모되기 때문에 살이 찌지 않는다.

다이어트에 가장 좋은 전골을 소개한다.

1위는 돼지김치전골이다.

주재료는 얇게 썬 돼지고기 4~5장(1인분, 100~200그램)과 김치, 부추이다. 김치로 간을 하되, 양으로 매운맛을 조절한다. 김치의 매운맛 성분인 '캡사이신'에는 발한 작용과 지방 연소 효과가 있다. 김치전골을 먹고 땀을 흠뻑 흘리는 것은 지방 연소와 관련이 있다.

2위는 창코나베(생선·고기·야채 등을 큼직하게 썰어 큰 냄비에 넣고 끓여 먹는 요리-옮긴이)이다.

창코나베는 가장 쉽게 만들어 먹을 수 있는 전골이다. 주재료는 돼지고기나 대구, 삼치 같은 전골용 생선이다.

먹어도 먹어도 살찌지 않는 전골 요리

1위 돼지김치전골

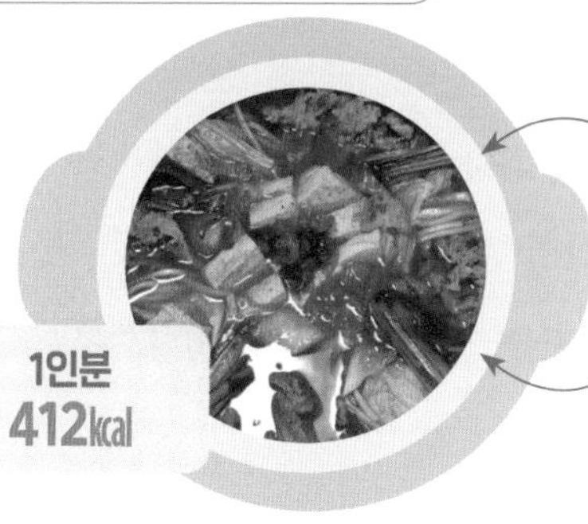

1인분
412kcal

마늘과 부추의 알리신 성분은 돼지고기에 함유된 비타민B_1의 작용을 활성화하므로 궁합이 좋다!

김치의 '캡사이신' 효과로 지방이 연소된다!

2위 창코나베

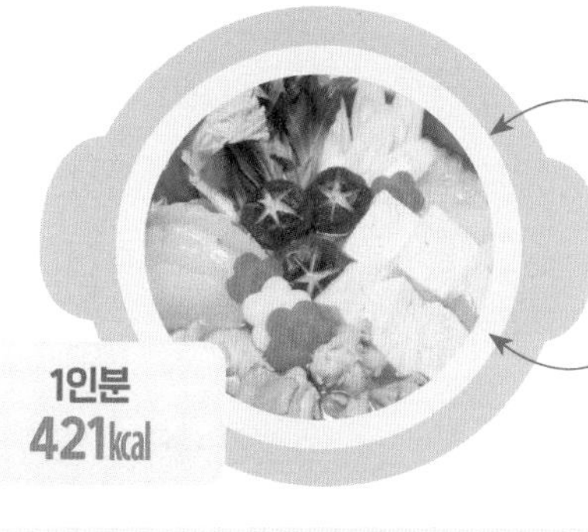

1인분
421kcal

생강은 생선 냄새를 잡고 몸 안의 불필요한 지방도 연소시킨다!

최고의 영양 균형!

기리탄포나베도 추천

1인분
501kcal

섬유질이 풍부한 우엉, 잎새버섯, 실곤약을 듬뿍 넣는다.

야채와 버섯류는 취향대로 추가하되 다양한 재료를 사용해보자. 최소 8~10종류는 넣는 것이 좋다. 재료가 많을수록 영양소를 골고루 섭취할 수 있기 때문이다.

특히 비타민C와 섬유질이 많은 양배추, 저칼로리지만 부피가 큰 숙주나물을 추천한다. 유부를 건더기로 넣으면 훨씬 맛에 깊이가 생긴다. 또한 다진 마늘과 생강은 생선 비린내를 잡고 감칠맛을 내는 데 효과적이다. 생강의 매운맛 성분인 '진저론'은 몸에 쌓인 지방을 연소시킨다.

기리탄포(숯불에 구운 찹쌀 주먹밥-옮긴이)나베도 추천한다. 여기에는 섬유질이 풍부한 우엉, 잎새버섯, 실곤약을 듬뿍 넣어보자.

그야말로 섬유질 전골이기 때문에 변비를 해소하고 배가 쏙 들어가게 해준다. 다만 주먹밥은 밥을 꽉 쥐어서 만들기 때문에 보기보다 양이 많다. 당질 과다에 주의하자.

#전골 요리의 장점
#많이 먹을수록 좋은 야채
#지방을 연소시키는 것들
#주먹밥은 적게 먹자

4장

읽으면 읽을수록 다이어트가 쉬워진다!

01 비타민B군의 영양소가 '살 빠지는 몸'을 만든다!

비타민B군은 칼로리를 저절로 연소시키는 영양소이다. 따라서 이 성분이 부족해지면 아무리 식사량에 신경 써도 금세 살이 찐다.

우리 몸이 살찌는 데는 두 가지 패턴이 있다.

과식으로 인해 칼로리를 전부 소비하지 못하는 패턴과, 소비 가능한 칼로리를 섭취했는데 체내에서 에너지 변환이 제대로 안 되어 칼로리가 축적되는 패턴이다.

전자는 과식을 안 하면 해결되지만, 후자는 식사 내용

을 개선해야 한다.

많이 먹지 않는데도 살이 찌는 것은 먹은 것을 체온과 에너지로 변환하는 영양소가 불충분하기 때문이다. 즉, 영양 부족 상태라 할 수 있다.

식사를 통해 얻은 칼로리는 주로 비타민B1과 비타민B2, 나이아신, 비타민B6, 비타민B12, 엽산, 판토텐산, 비오틴의 8가지 영양소에 의해 연소되며, 이 영양소들을 통틀어 비타민B군이라고 부른다.

비타민B군은 말 그대로 '살 빠지는 영양소', 즉 건강한 다이어트에 필수적인 영양소이다.

#살찌는 원인
#체내에서 안 되는 에너지 변환
#개선해야 할 식사 내용
#살 빠지는 영양소

당신의 식습관은 어떤 유형인가?

하루에 필요한 평균 에너지 양

남성
약 2,560kcal

여성
약 2,000kcal

※30~40세 기준

지나치게 먹는다

간식의 종류를 바꾸자!

바나나

견과류

비타민B군이 풍부한 음식을 선택하자!

부족하게 먹는다

식생활을 개선하자!

돼지고기

잎새버섯

시금치

비타민B군을 골고루 섭취하는 것이 요령!

02 매일 비타민B군이 함유된 식품을 먹자!

비타민B군이 들어 있는 식품은 다음과 같다.

- 고기·생선……돼지고기, 소고기, 닭고기, 동물의 간, 알, 장어, 정어리, 가다랑어, 바지락
- 야채……시금치, 멜로키아, 피망, 부추, 파프리카
- 기타……잎새버섯, 새송이버섯, 김, 땅콩, 콩, 낫토, 우유, 고구마, 현미, 배아미, 통밀

이 중에서도 비교적 비타민B군이 골고루 함유된 식품은 현미와 배아미, 통밀로 만든 통밀빵이다.

비타민B군은 상호 보완적으로 작용하는 특징이 있다. 따라서 한 가지만 집중적으로 먹지 말고, 다양한 식품을 골고루 먹는 것이 좋다.

다만 비타민B군은 몸에 저장할 수 없는 성분이어서 여분의 양은 소변으로 배출된다.

비타민B군이 들어 있는 식품을 매일 꼼꼼히 챙겨 먹는 것이 살찌지 않는 비결이다.

#비타민B군이 함유된 식품
#몸에 저장할 수 없는 비타민B군
#현미, 배아미, 통밀

비타민B군이 풍부한 식품

1인분	비타민 B1	비타민 B2	나이아신	비타민 B6	비타민 B12	엽산	판토텐산	비오틴
돼지고기(100g)	◎	◎	◎	◎			◎	◎
소고기(100g)	◎	◎	◎	◎	△		◎	
닭고기(100g)	◎	◎	◎	◎			◎	◎
간류(50g)	◎	◎	◎	◎			◎	◎
장어꼬치구이(100g)	◎	◎	◎		△		◎	◎
정어리(80g)		◎	◎	◎	◎		◎	◎
시금치(80g)	◎	◎		△		◎		○
멜로키아(80g)	◎	◎		◎		◎	◎	◎
잎새버섯(50g)	△	◎	○	◎		△		◎

※각각 1인분으로 계산. 특히 함유량이 높은 것은 ◎, 적당히 높은 것은 ○, 기타 식품보다 높은 것은 △로 표시했다.

주식으로 추천!

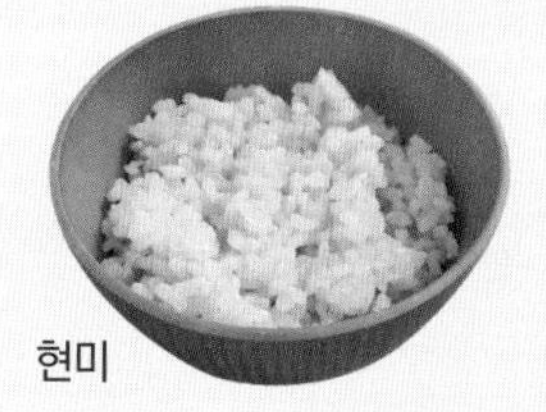

현미

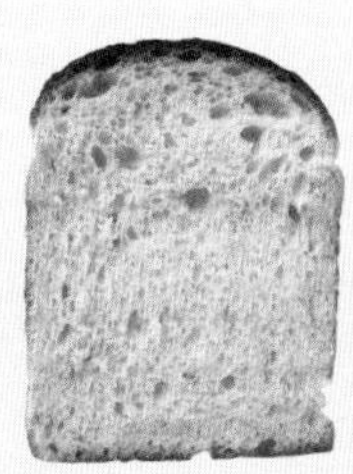

통밀빵

'비타민B군'은 물론 섬유질도 풍부!

03 '식사 시간 20분'이 다이어트를 좌우한다

생선이나 조개를 통째로 요리해서 먹는다. 이것도 살찌지 않는 식사법 중 하나이다.

생선의 대가리와 꼬리, 가시를 젓가락으로 발라내면서 먹으면 토막 생선을 먹는 것보다 시간이 걸린다. 조개 요리 역시 껍데기에서 살을 발라내는 수고가 필요하다.

사실 식사를 느긋하게 하거나 많이 씹어 먹으면 조금 먹어도 포만감을 느낄 수 있다.

식욕은 뇌의 포만 중추를 자극하면 억제된다. 포만 중

추는 음식이 소화, 흡수되어 혈액 속에 포도당이 증가하면서 자극된다. 그런데 이 과정에 이르려면 식사 시작부터 최소 20분이 필요하다.

즉, 음식을 먹더라도 20분 동안은 포만감이 느껴지지 않는 것이다. 그래서 허겁지겁 먹으면 불필요한 식욕이 생긴다.

20분 이내에 식사를 마치는 사람은 속도가 너무 빠르다는 것을 명심하자. 음식을 빨리 먹으면 많이 먹게 되고, 많이 먹으면 칼로리가 넘치게 된다. 그래서 살이 찌는 것이다.

이 악순환의 고리를 끊는 방법은 간단하다. 식사를 천천히 하면 된다. 생선뿐 아니라 모든 음식을 '천천히 음미하듯 먹는' 다이어트 식사법을 실천해보기 바란다.

#통째 요리해서 먹는 조개
#느긋한 식사의 포만감
#식사 시작하고 20분 후에 작용하는 뇌
#천천히 음미하는 다이어트

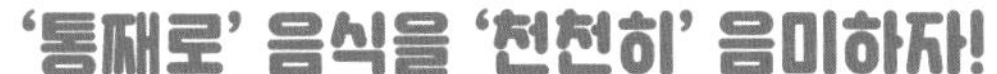
'통째로' 음식을 '천천히' 음미하자!

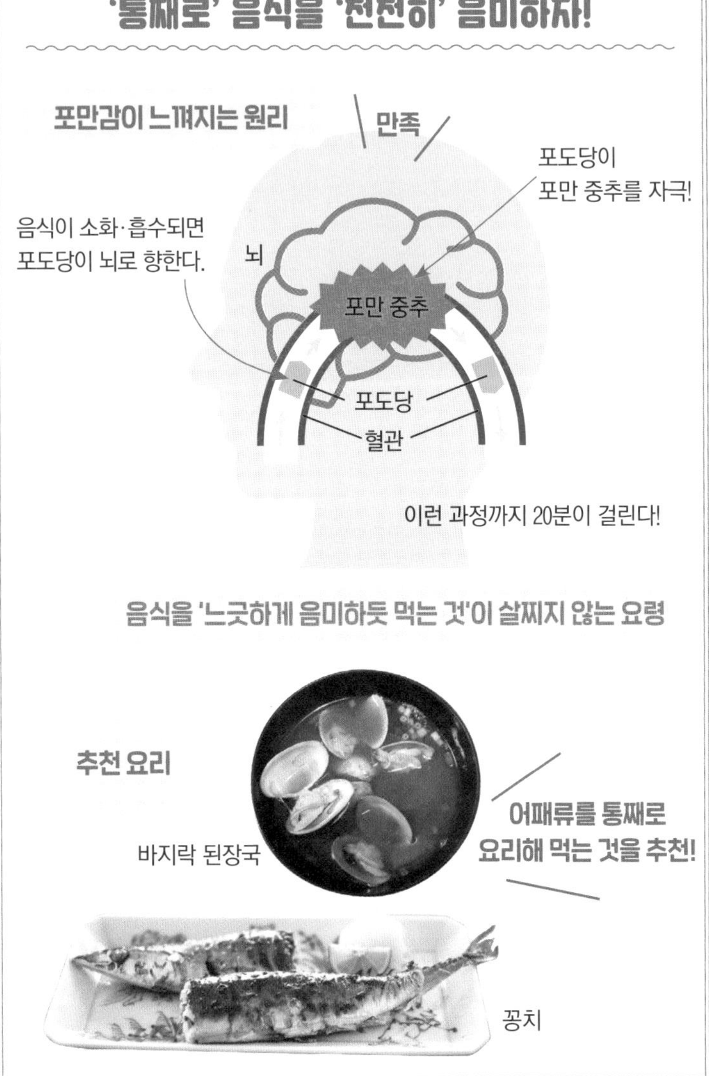
포만감이 느껴지는 원리
만족
포도당이
포만 중추를 자극!
음식이 소화·흡수되면
포도당이 뇌로 향한다.
뇌
포만 중추
포도당
혈관
이런 과정까지 20분이 걸린다!
음식을 '느긋하게 음미하듯 먹는 것'이 살찌지 않는 요령
추천 요리
바지락 된장국
어패류를 통째로
요리해 먹는 것을 추천!
꽁치

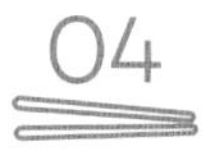

지방 연소에 효과적인 향신료는 '고추와 생강'

매운맛 성분은 체온을 높여서 지방을 연소시키는 역할을 한다. 이렇게 지방을 연소시키는 데 효과적인 식품이 바로 고추와 생강이다.

고추의 매운맛 성분인 '캡사이신'은 체내에 쌓여 있는 지방을 분해한다.

매운 고추가 들어간 요리를 먹으면 몸이 뜨거워지면서 땀이 난 경험이 있을 것이다. 우리 몸이 뜨거워지는 것은 섭취한 칼로리를 체온으로 발산하고 있다는 증거이다.

다만 캡사이신에는 식욕을 증진하는 효과도 있으니 주의하자. 매운 음식을 먹을 때 매워서 쩔쩔매면서도 좀처럼 숟가락을 놓지 못하는 때가 종종 있다. 캡사이신은 위점막을 강하게 자극하므로 고추씨는 먹지 말고, 고추도 한 번에 많이 먹지 않도록 주의하자. 기준은 하루에 반 개 정도가 적당하다.

생강의 매운맛 성분인 '진저론'은 몸을 따뜻하게 할 뿐 아니라 에너지 대사를 촉진해 지방을 연소시킨다. 체온을 높이는 효과는 다이어트뿐 아니라 우리 몸의 면역력에도 영향을 미쳐 질병을 예방하기도 한다. '감기에 걸리면 생강을 먹는다'라는 민간요법은 과학적 근거가 있는 셈이다.

#고추와 생강
#식욕을 돋우는 캡사이신
#지방을 연소시키는 생강의 진저론
#체온을 높이는 생강 효과

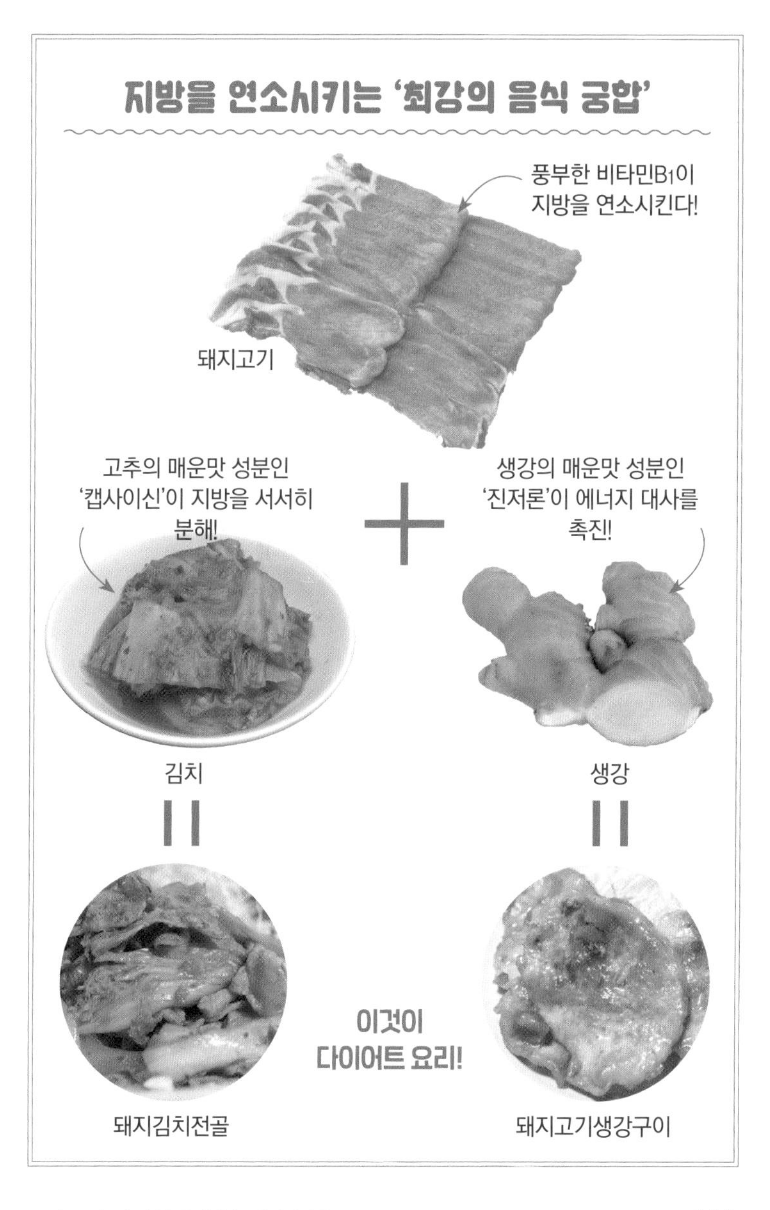
지방을 연소시키는 '최강의 음식 궁합'
풍부한 비타민B1이
지방을 연소시킨다!
돼지고기
고추의 매운맛 성분인
'캡사이신'이 지방을 서서히
분해!
생강의 매운맛 성분인
'진저론'이 에너지 대사를
촉진!
김치
생강
이것이
다이어트 요리!
돼지김치전골
돼지고기생강구이

05 저녁식사 때 우엉을 먼저 먹으면 살이 빠진다!

'삼시세끼 잘 먹고도 살찌지 않는다.'

만약 이런 바람을 가지고 있다면 우엉이 그 꿈을 이루어줄 것이다. 일주일에 한두 번은 저녁 반찬으로 우엉을 먹자.

우엉은 섬유질이 풍부해서 다이어트에 최강의 식품이다. 하지만 단단해서 꼭꼭 씹어 먹어야 한다. 식탁에 우엉 요리만 하나 추가해도 씹는 횟수가 자연스럽게 늘어나는 것이다. 그러면 배불리 먹지 않아도 포만감을 느낄 수 있다.

그런데 왜 하필 저녁식사 때 우엉을 먹어야 효과가 있을까?

저녁식사는 잠들기 전 마지막 식사이다. 따라서 식후 활동량이 대낮처럼 왕성하지 않다. 하지만 하루 중 가장 많은 양을 먹기 쉽다. 이때 우엉 요리를 먹으면 씹는 횟수가 늘어나 과식을 방지할 수 있다.

우엉은 흔히 먹는 조림 외에도 초절임, 샐러드, 지쿠젠니(닭고기에 당근, 우엉, 연근, 표고버섯 등을 넣고 기름에 볶은 뒤 설탕과 간장으로 간을 해서 조린 요리-옮긴이), 기리탄포나베로 만들면 한 번에 많은 양을 먹을 수 있다.

다이어트를 한다면 여러 재료 가운데 우엉을 먼저 먹자. 식사 초반부터 씹는 횟수가 늘어나 불필요한 식욕이 억제될 것이다.

#아침저녁으로 우엉을
#다이어트 최강 식품
#저녁식사에 가장 좋은 우엉
#많이 씹는 우엉 효과

다이어트에 좋은 우엉 섭취법

많이 씹을수록 살이 빠진다!?
우엉의 놀라운 효능

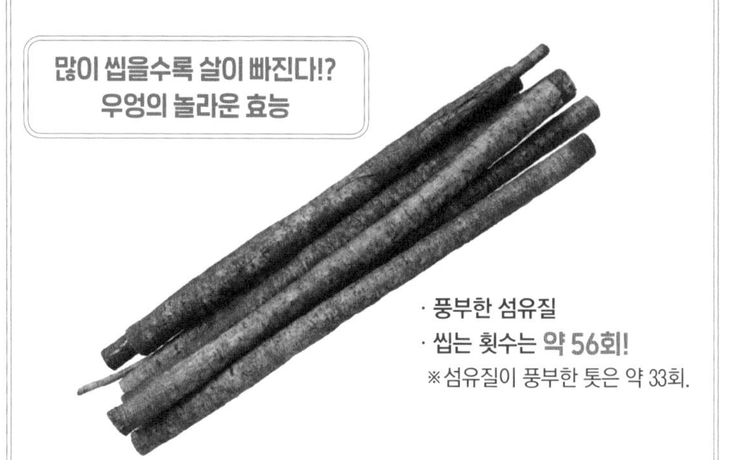

· 풍부한 섬유질
· 씹는 횟수는 **약 56회!**
※섬유질이 풍부한 톳은 약 33회.

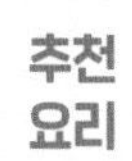

추천 요리

◎우엉 요리로 살 빼는 방법
· 다른 요리보다 먼저 먹는다
· 저녁 반찬으로 먹는다

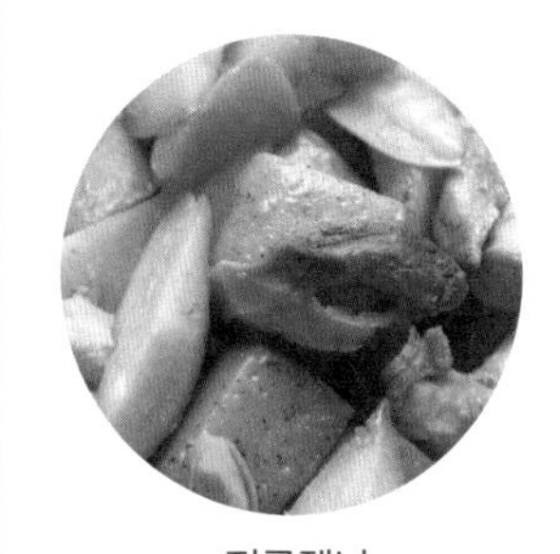
지쿠젠니

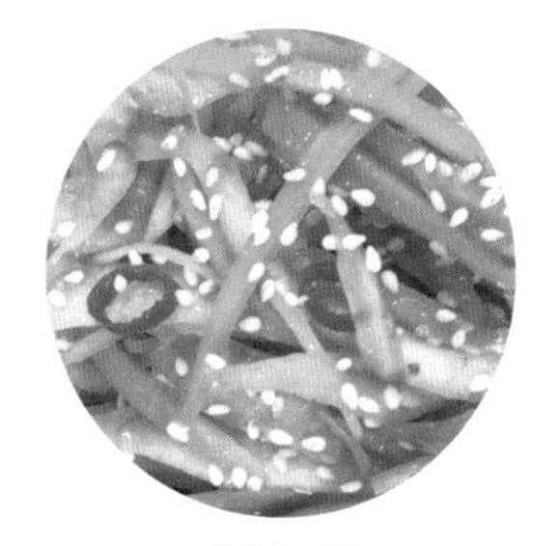
우엉조림

06 전날 과식을 해소하는 커피숍 런치의 비밀

혹시 전날 과식을 했을 경우 아침이나 점심을 거르지 않는가?

다이어트 중인 여성들에게 종종 보이는 식사 패턴인데, 그러면 공복감이 더 심해져서 오히려 또 과식을 하게 된다.

전날의 과식을 해소하는 좋은 방법이 있다. 바로 커피숍 런치이다.

스타벅스나 커피빈 같은 프랜차이즈 커피숍이나 간단

한 수제 샌드위치를 파는 커피 전문점에서 점심을 먹는 것이다.

추천하는 메뉴는 샌드위치와 음료 세트이다. 전날 밤에 치킨 등 기름에 튀긴 음식을 잔뜩 먹었다면 몸에 지방이 가득할 것이다. 따라서 지방과 칼로리가 억제된 식사로 전날의 과식을 해소해야 한다.

고지방 고칼로리인 돈가스샌드위치, 마요네즈가 들어간 달걀샐러드는 피하자.

야채와 햄, 치즈, 닭고기, 새우가 들어간 샌드위치 한 개 정도가 적당하다.

커피는 양이 너무 많으면 배가 부르니까 곤란하다. M 사이즈(350㎖ 기준) 이상은 마시지 말자.

#공복감
#프랜차이즈 커피숍
#지방과 칼로리를 억제하기
#커피는 M 사이즈까지만

'과식'을 했다면 커피숍에서 런치를!

Q 전날 과식을 했다면?

A 커피숍에서 런치를!

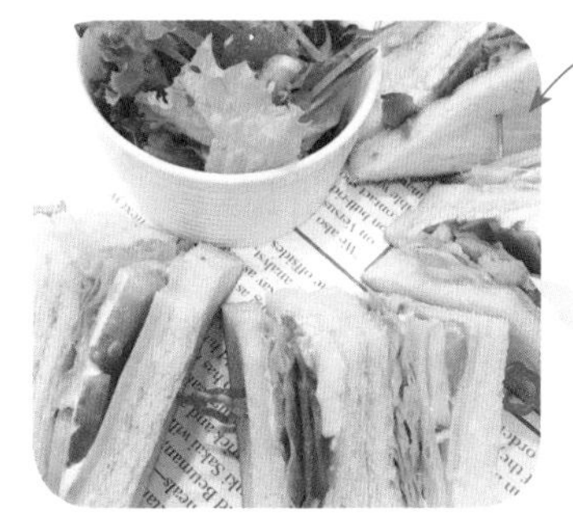

샌드위치

야채가 많아서 의외로 저지방 저칼로리이다.

커피숍 런치는 평균 약 550~600㎉

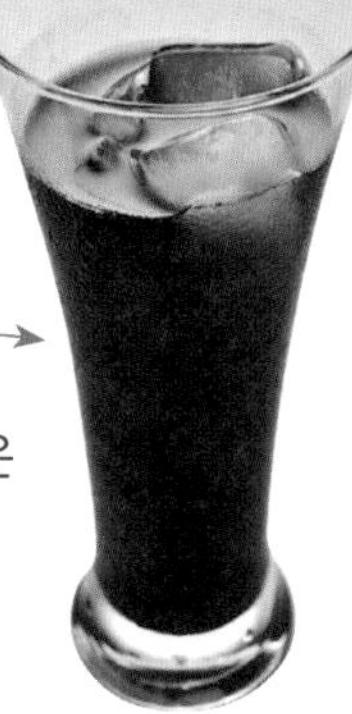

Q 커피는 핫, 아이스 중 무엇으로?

A 당연히 아이스로!

얼음이 녹으면서 양이 늘기 때문에 뜨거운 커피보다 **30~40㎖** 정도 이득이다.

아이스커피

07 '캔 커피'만 끊어도 반드시 날씬해진다!

편의점에서 파는 캔 커피만 끊어도 날씬해질 수 있다.

커피는 카페나 편의점에서 직접 내려 마시는 드립 커피를 추천한다. 추가할 설탕과 크림의 양을 자신이 선택할 수 있기 때문이다. 설탕을 어느 정도 넣을지, 아니면 블랙으로 마실지를 선택해 직접 칼로리를 제어할 수 있는 것이다.

사실 블랙커피는 어디서 어떤 종류를 마시든 칼로리가 비슷하다.

그러나 설탕과 크림을 넣은 커피와 카페오레는 칼로리 차이가 크다. 드립 커피와 캔 커피도 마찬가지이다.

겉으로는 비슷해 보여도 캔 카페오레는 당분이 많다. 여분의 당분은 지방으로 바뀌어 몸에 쌓이고 그로 인해 살이 찐다.

설탕이 적게 들어간 캔 커피는 칼로리가 대부분 비슷하지만 인공감미료가 들어 있어 기호가 나뉜다.

하루에도 캔 커피를 여러 개 마시는 사람은 편의점 드립 커피로 바꿔보자. 손쉽게 칼로리를 제어할 수 있다.

#편의점 캔 커피는 끊어라
직접 내리는 드립 커피를 추천
#설탕과 크림을 조절하는 커피 강추
#반드시 차단해야 할 당분

커피 종류에 따른 칼로리 양

블랙

0kcal

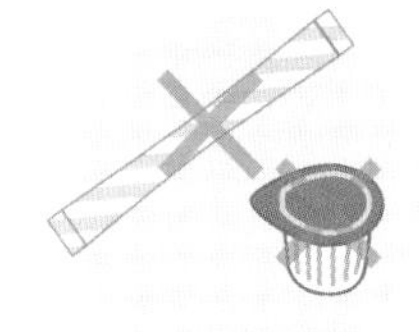

스틱 설탕

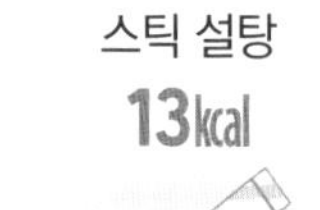

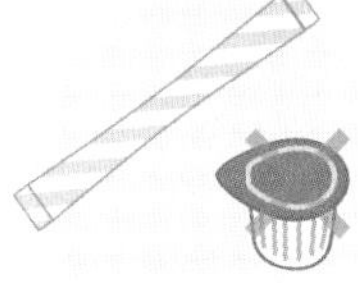

스틱 설탕+크림

25kcal

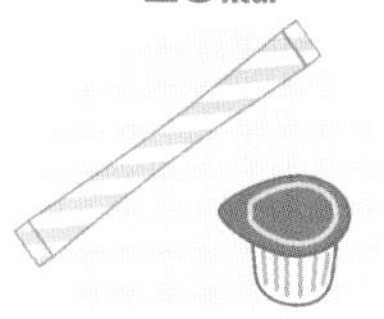

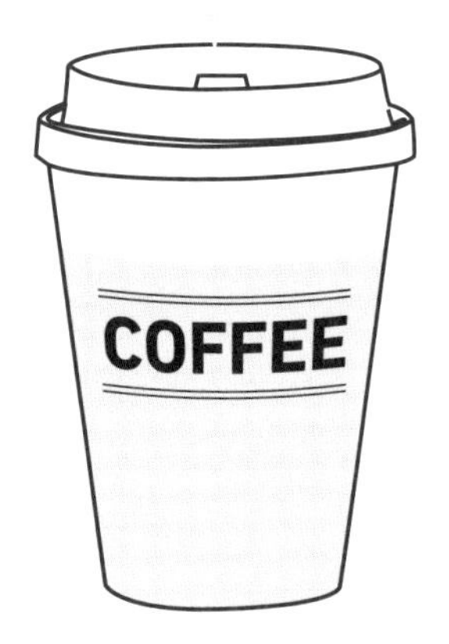

편의점의 셀프 드립 커피는
설탕과 크림의 양을 자신이 선택!
▼
직접 칼로리를 제어할 수 있다!

NO

COFFEE

캔 커피는 설탕이 들어 있어서 칼로리가 높다!

08 '끊기 힘든' 감자칩, 살찌지 않게 먹는 법

'감자칩은 한번 먹기 시작하면 봉지를 다 비울 때까지 멈출 수가 없다.'

바로 이 같은 습관이 살을 찌게 하는 원인이다. 평소 생활 가운데 먹는 것으로 스트레스를 푸는 전형적인 모습이기 때문이다.

왜 감자칩은 한번 손대면 멈추기가 어려울까?

그 비밀은 감자칩의 기름에 있다. 인간은 단맛, 감칠맛(육수 맛), 기름 맛을 본능적으로 맛있게 느낀다. 생명을 유지하는 데 지방(유지)이 필요하기 때문이다.

게다가 감자칩의 기름에 녹아 있는 감칠맛 성분에는 묘한 중독성이 있어서 자꾸만 손이 가는 것이다.

살찌기 싫으면 애초에 감자칩을 안 먹으면 된다. 하지만 감자칩 마니아에게는 참는 것 자체가 스트레스이다.

'스트레스 때문에 쓸데없는 식욕이 생길 정도면 차라리 적당히 먹는 것이 낫다.'

이것이 다이어트에는 효과적인 방법이다. 식욕을 제어할 수 있는 범위에서 먹으면 되는 것이다. 오히려 평소에 스트레스를 쌓아두지 않도록 노력하면서 '스트레스성 폭식'을 방지하는 것이 훨씬 중요하다.

#감자칩 고고
#감자칩의 매력은 지방
#참는 스트레스가 더 해로워

왜 감자칩은 다이어트의 적인가?

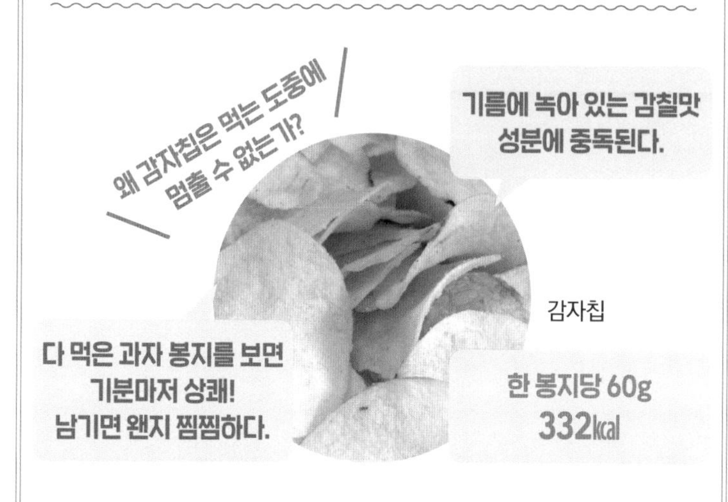

불필요한 식욕을 해소하는 요령

딱히 할 일이 없어서 먹는다. → 좋아하는 일에 몰두한다.

손이 허전하면 금세 먹을 것에 손을 댄다. → 손이 필요한 일을 한다.

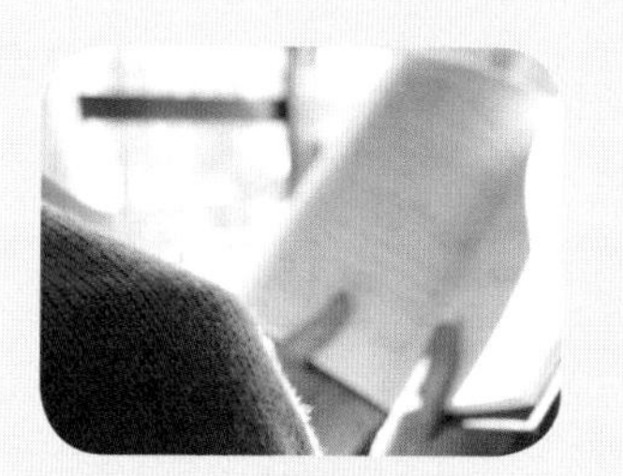

독서

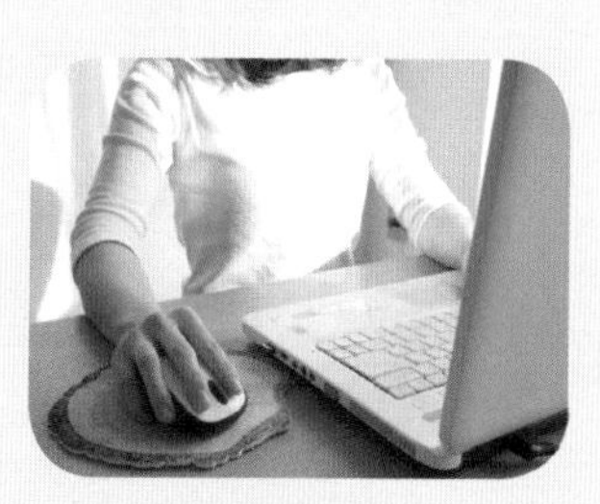

블로그 작성

09 소프트드링크는 살찌는 '설탕물'이다

소프트드링크는 단맛이 약해도 당분이 많다.

소프트드링크의 성분을 알면 살찌지 않는 식습관을 유지할 수 있다. 당분의 양을 알고 나면 자연히 선택 기준이 높아지기 때문이다.

주의해야 할 소프트드링크는 콜라와 무과즙, 과즙 100퍼센트가 아닌 단 음료, 탄산음료, 단맛이 나는 스포츠드링크 등이다.

이 음료들은 식품 표시에 설탕은 없지만 생각보다 당

분 함량이 높다. '액상과당'이라는 시럽이 설탕 대신 사용되고 있기 때문이다.

다음 페이지의 그림은 대표적인 소프트드링크의 당분 함량을 스틱 설탕의 개수로 표현한 것이다.

당분이 너무 많아 놀라지 않았는가?

그러므로 소프트드링크를 많이 먹으면 살이 찌는 것도 당연하다.

게다가 한 조사에 따르면, 소프트드링크를 많이 마시는 사람일수록 기름과 과자 섭취량도 많다. 또한 각종 연구에 따르면, 소프트드링크 250*ml*를 '하루에 한 번 이상 마시느냐 안 마시느냐'가 다이어트를 좌우한다. 즉, 소프트드링크는 '이틀에 한 번'이 최대치라는 것을 명심하자.

#당분이 과다한 소프트드링크

#단 음료, 탄산음료, 스포츠드링크

#소프트드링크는 이틀에 한 번까지만

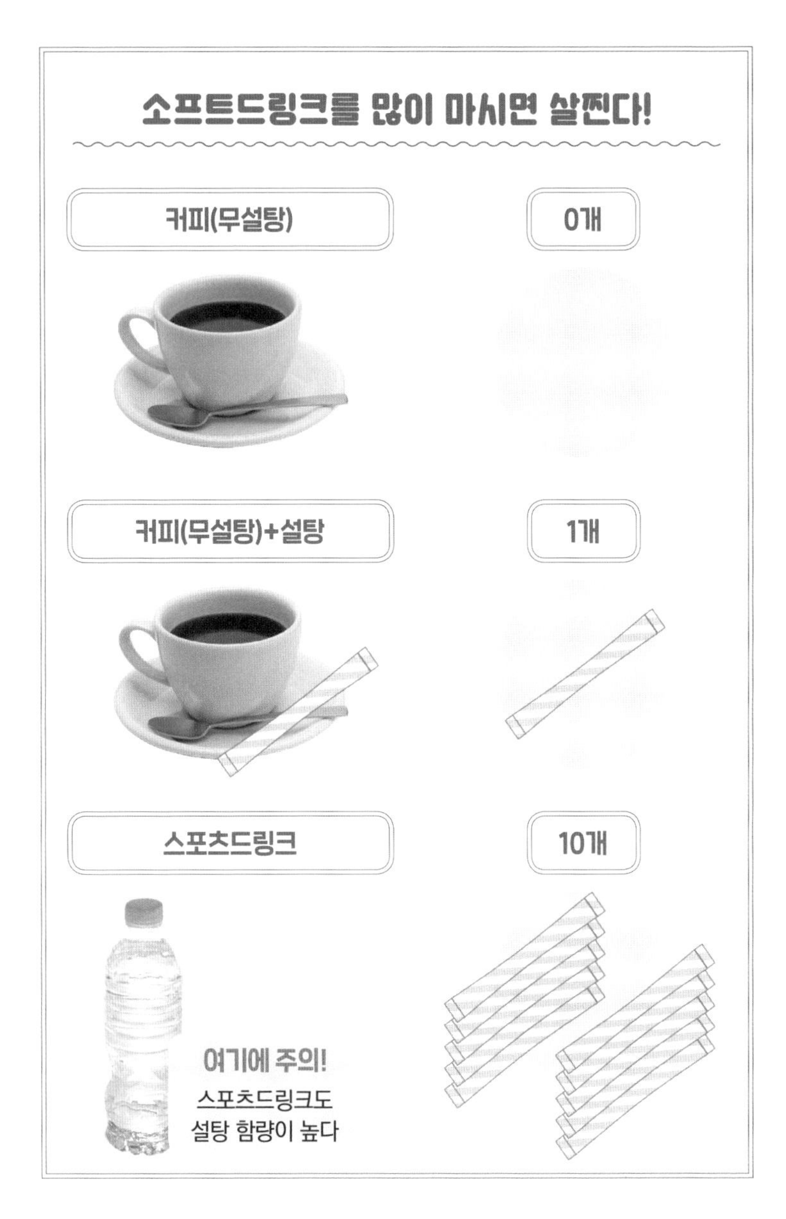
소프트드링크를 많이 마시면 살찐다!
커피(무설탕)
0개
커피(무설탕)+설탕
1개
스포츠드링크
10개
여기에 주의!
스포츠드링크도
설탕 함량이 높다

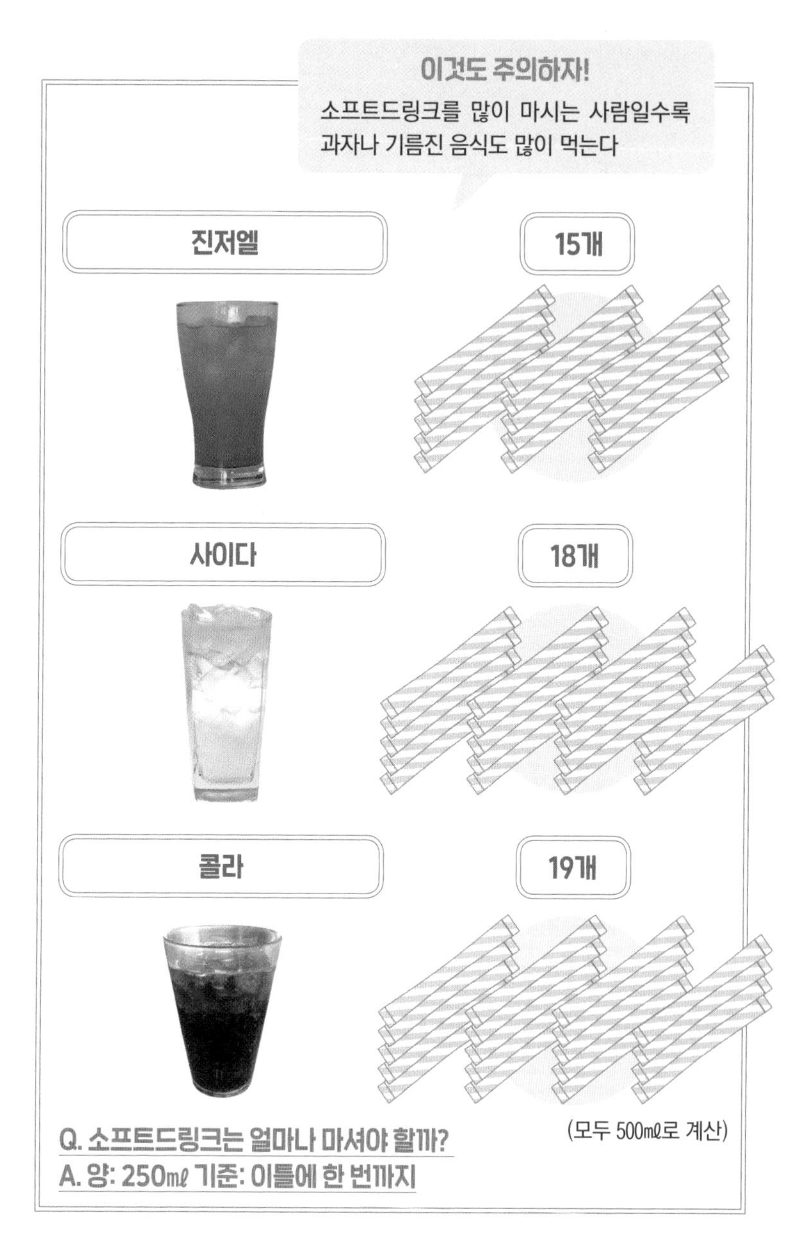
이것도 주의하자!
소프트드링크를 많이 마시는 사람일수록
과자나 기름진 음식도 많이 먹는다
진저엘
15개
사이다
18개
콜라
19개
(모두 500㎖로 계산)
Q. 소프트드링크는 얼마나 마셔야 할까?
A. 양: 250㎖ 기준: 이틀에 한 번까지

5장

식습관만 바꿔도 살찌지 않는다

01 스트레스성 비만을 막는 '판토텐산 식품'의 효능

'스트레스성 비만'은 실제로 있는 질환이다.

스트레스가 쌓이면 식욕을 증진하는 호르몬이 다량 분비되기 때문에 먹고 싶은 욕구를 참기 어렵다. 그래서 살이 찌는 것이다.

스트레스로 인한 식욕에는 어떻게 대처해야 할까?

음식을 섭취해 체내에서 '항스트레스 호르몬'을 생산하면 스트레스성 비만을 예방할 수 있는데, 이때 필요한 호르몬은 세 가지이다.

첫째, 항스트레스 호르몬의 재료인 판토텐산이다. 비타민B의 일종인 이 영양소는 세 가지 비타민 중 가장 중요하다.

스트레스가 심할 때는 먼저 정어리, 낫토, 고구마 등 판토텐산 함량이 높은 식품을 먹자.

둘째, 항스트레스 호르몬의 분비를 촉진하는 비타민C이다. 감귤류와 딸기, 키위 등의 생과일에 많다. 과일 통조림은 비타민C가 파괴되어 있으니 피하자.

셋째, 부신을 도와 항스트레스 호르몬을 만드는 비타민E이다. 장어, 명란젓, 아몬드, 호박, 멜로키아, 아보카도, 해바라기유, 홍화씨유에 다량 함유되어 있다.

#스트레스성 비만
#항스트레스 호르몬 세 가지
#정어리, 낫토, 고구마
#비타민C를 함유한 과일류
#비타민E가 많은 장어, 명란젓, 식물성 기름

스트레스성 비만을 예방하는 음식

항스트레스 호르몬의 재료가 된다

판토텐산이 풍부

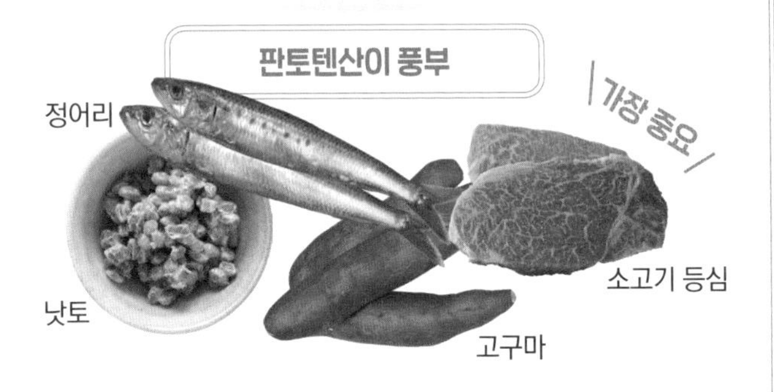

항스트레스 호르몬의 분비를 촉진한다

비타민C가 풍부

부신을 도와 항스트레스 호르몬을 만든다

비타민E가 풍부

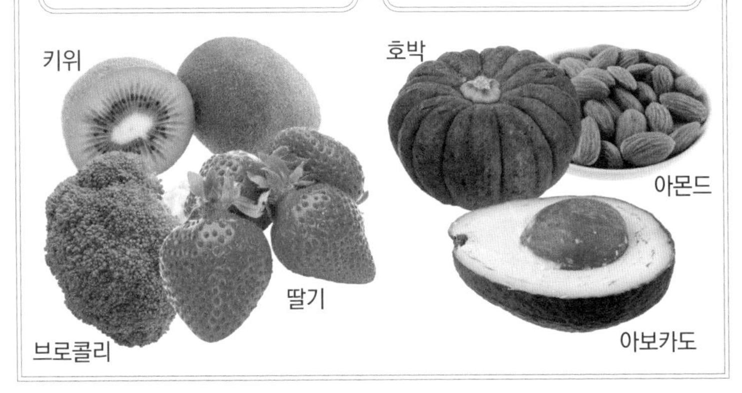

02 칼로리 제한 다이어트는 100% 실패한다!

'곤약, 버섯, 해조류만 먹는다.'

이런 식단으로는 다이어트에 실패한다.

분명 모두 몸에 좋은 음식이지만 그래도 이것만 먹어서는 다이어트에 성공할 수 없다. 이유가 무엇일까?

이 음식들은 칼로리가 낮다는 공통점이 있다. 그러나 다이어트를 할 때 칼로리 제한에만 초점을 맞추는 것은 좋지 않다. 맛없는 음식을 먹다가 질려서 금세 포기하게 되고, 그것이 스트레스를 유발해 폭식에 이르기 때문이다.

살 빼는 데 도움이 되지 않는 음식을 '안 먹는 것'이 다이어트의 요령이다.

곤약, 버섯, 해조류는 대체로 섬유질이 풍부하다는 장점이 있다. 따라서 영양소와 섬유질을 고루 함유한 다른 식품으로 대체하면 영양소도 함께 섭취할 수 있어 일석이조이다.

추천 식품은 베타카로틴이 풍부한 멜로키아, 브로콜리, 호박이다. 이 녹황색 야채는 피부와 모발에 윤기를 선사하는 미용 식품이다.

낫토의 끈적끈적한 성분에 들어 있는 '나토키나아제' 효소는 체지방을 분해하는 비타민B_2의 생산량을 늘려준다.

바게트, 건메밀국수, 현미밥, 잡곡밥을 주식으로 하자. 주식은 매일 먹는 것이기 때문에 섬유질을 효율적으로 섭취할 수 있다.

#도움이 되지 않는 칼로리 제한 다이어트
#베타카로틴과 녹황색 야채

섬유질과 영양소가 풍부한 음식

물에 녹는
'수용성 섬유질'이 풍부

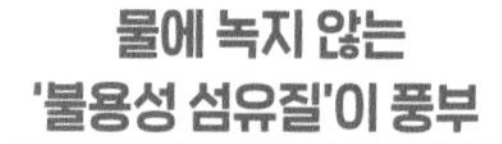

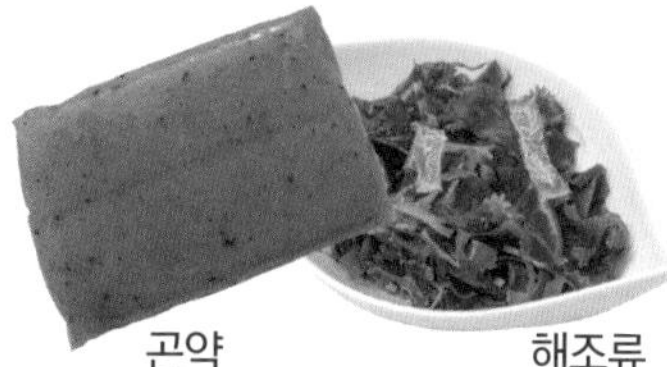

버섯류

당질과 지방의 흡수를
제한!

씹는 횟수가 늘어나
포만감을 지속!

이것만 먹으면 얼마 못 가
다이어트를 포기하게 된다

두 가지 섬유질이 모두 풍부한 음식으로 대체하자!

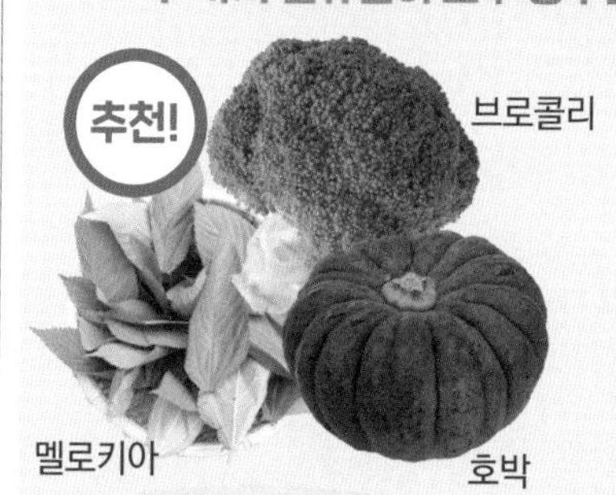

베타카로틴이 풍부
피부 미용에 최고!

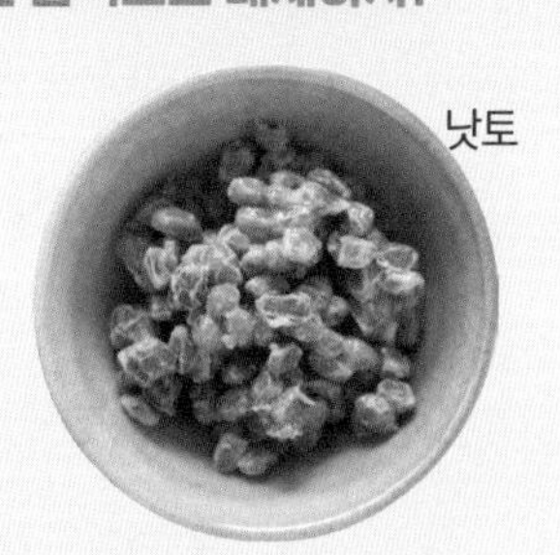

나토키나아제가 풍부
체지방을 연소시킨다!

03 '먹는 순서만 바꿔도' 식욕이 사라진다!

음식을 먹을 때 순서에 대해 생각해본 적이 있는가?

없다면 지금부터 생각해보길 바란다. 밥을 먹을 때 좋아하는 음식부터 먼저 먹으면 식단이 아무리 훌륭해도 효과가 반감되기 때문이다.

우선 차를 마신 다음 국(된장국 등 국물류)을 먹자. 이것이 살찌지 않는 다이어트 식사법이다

차는 찻잔 절반에서 한 잔 정도의 양이면 된다. 국은 건더기를 먹어서 배에 고형물을 먼저 보내는 것이 포인

트이다. 그래야 공복감을 누그러뜨릴 수 있다.

그 다음 야채 요리를 꼭꼭 씹어 먹는다. 야채는 저칼로리 저지방 식품이니 마음껏 먹자. 이어서 양질의 단백질원인 고기나 생선 요리를 먹는다. 단백질은 식후에 체온을 높이고 음식을 에너지로 바꿔준다.

마지막으로 주식에 해당하는 밥이나 면류를 먹는다. 현미나 배아미, 잡곡밥 등 단단한 식감의 음식은 적은 양으로도 충분히 포만감을 느낄 수 있다.

'식사는 수분부터'라는 것을 명심하면 불필요한 식욕을 억제할 수 있다.

#음식을 먹는 순서
#차 종류나 국물부터 먹는다
#야채 요리는 꼭꼭 씹자
#밥이나 면류는 식사의 마지막에

먹는 순서를 바꾸면 살찌지 않는다!

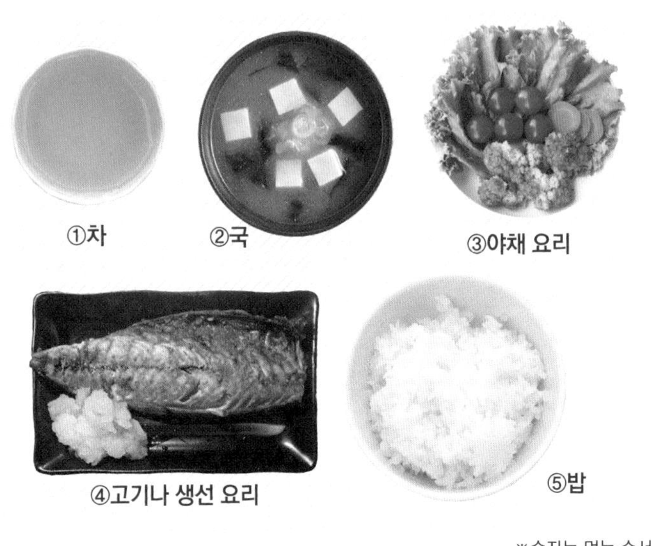

※숫자는 먹는 순서

살찌지 않는 식사법

- **차와 국, 수분부터 섭취한다**

  처음에 수분을 섭취하면 배가 불러진다.
  위에서 분비되는 식욕 호르몬을 억제할 수 있다.

- **야채를 꼭꼭 씹어 포만감을 느낀다**

  씹는 횟수가 늘어날수록 조금만 먹어도 포만감을 느끼게 된다.
  야채는 저칼로리 저지방 식품이니 마음껏 먹어도 된다.

- **반찬으로 단백질을 충분히 섭취한다**

  단백질은 식후에 체온을 높이고 먹은 것을 에너지로 바꿔준다.

04 날씬한 몸매를 원하면 물을 '자주 많이' 마셔라

'물을 너무 마시면 물살이 찐다.'

주변에서 흔히 듣는 이 말은 새빨간 거짓말이다.

인간의 몸은 일정한 수분 양을 유지하도록 만들어졌기 때문이다. 몸속에 수분이 지나치게 많으면 소변으로 배출된다.

우리 몸에서 일정량의 수분이 유지되도록 하는 작용을 호메오스타시스(항상성)라고 한다. 인간의 체온이 36도 전후로 유지되는 것도 이 작용 때문이다. 따라서 '물살이 찌는' 것은 원천적으로 불가능하다.

물을 마시면 몸속에 일시적으로 물이 저장되기 때문에 몸무게가 늘어난 것같이 느낄 수는 있다. 하지만 그 물은 몸속에서 계속 머무는 것이 아니다. 또한 체내 수분 양의 변화는 지방의 증감과 관계가 없다. 살은 오로지 지방에 의해서만 찌거나 빠진다.

오히려 물이나 차 종류는 칼로리가 낮아서 많이 마실수록 다이어트에 좋은 영향을 미친다.

수분이 배에 저장되면 위가 늘어나서 먹을 것이 들어갈 자리가 좁아지고, 또 조금만 먹어도 포만감이 느껴져서 필요한 칼로리가 적어지기 때문이다.

#물을 많이 마시자
#호메오스타시스(항상성)
#몸에 머물지 않는 물
#지방만이 몸무게를 변화시킨다

물은 하루에 얼마나 마셔야 할까?

1일 수분 섭취량 기준

1 기상 후

2 아침식사

3 점심식사

4 집안일 후 등 업무 중

5 저녁식사

6 샤워 후

7 자기 전

식사 중에 마시는 것까지 합해서 한 컵(200㎖) 정도를 7~8번 마신다

▼

위가 늘어나기 때문에 식사를 적게 해도 만족할 수 있다!

05 베지터블 퍼스트, 식사 때 야채를 먼저 먹어라!

'베지터블 퍼스트'라는 말을 들어본 적이 있는가?

식사할 때 야채를 먼저 먹으면 다이어트 효과가 있다고 하여 많은 사람에게 권장되고 있는 말이다.

하지만 식사 때마다 야채를 꼬박꼬박 챙겨 먹기는 쉽지 않다. 그럴 때 시중의 야채 주스를 구입하여 식전에 마셔보자.

한 조사에 따르면, 야채 주스를 마시고 30분 후 식사를 하면 야채를 먹고 식사를 한 것처럼 식후의 포만감을 지속시킬 수 있다는 연구 결과가 있다.

야채 주스는 야채즙 100퍼센트로 만들어진 것이 좋다. 1일 야채 권장량인 350그램의 영양소가 들어 있다고 광고하는 상품도 있으니 참고하길 바란다.

물론 야채 주스를 마셨다고 해서 야채를 그대로 먹은 것은 아니다. 어디까지나 평소 식생활에서 부족한 야채를 보완한다는 정도로 생각하면 된다. 외식을 많이 하다 보면 야채 섭취량이 부족하다 싶을 때가 있는데, 그럴 때 야채 주스가 매우 유용하다. 잘만 활용하면 영양소를 골고루 섭취할 수 있을 뿐 아니라 다이어트에도 효과가 있다.

시중의 야채 주스로 '베지터블 퍼스트'를 실천해보자.

#베지터블 퍼스트
#식전에 마시는 야채 주스의 효과
#부족한 야채 섭취량 대응
#훌륭한 다이어트 효과

식전에 마시는 야채 주스의 놀라운 효과!

①야채 주스를 마신다

②식사를 한다

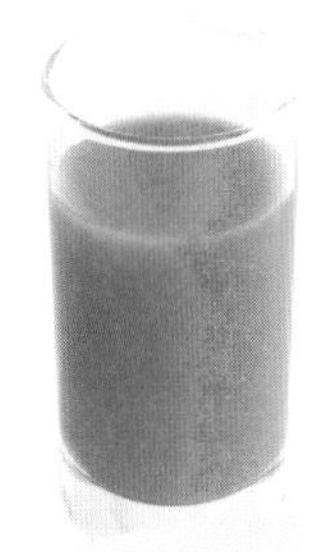

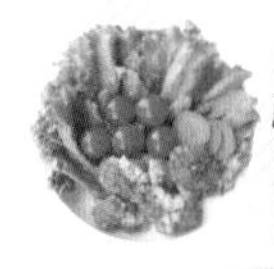

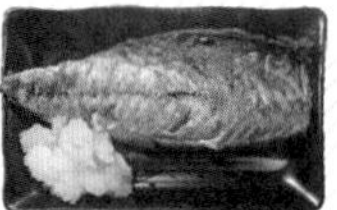

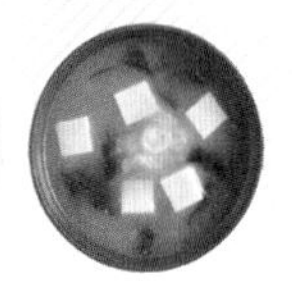

베지터블 퍼스트는
야채 주스로 대체해도 된다!

실제로 식전에 야채 주스를 마시면?

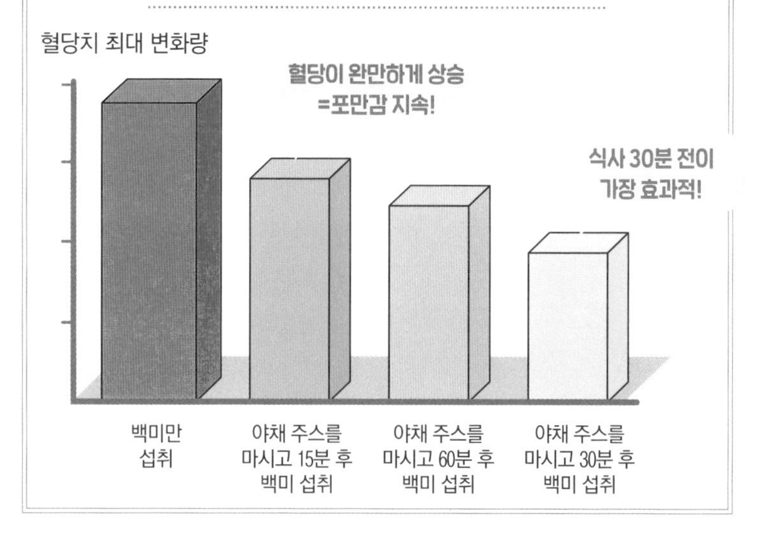

06 야채 주스의 '색깔'로 영양소와 효능을 안다

야채 주스의 색깔은 비타민·미네랄류의 풍부함을 나타내며, 색깔의 역할은 크게 세 가지로 나뉜다.

주황색 계열

대표적인 야채는 당근이며 체내에서 비타민A가 되는 '베타카로틴'이 풍부하다. 베타카로틴은 피부의 신진대사를 촉진하고 노화를 방지하여 아름다운 피부를 만들어준다. 적당량의 베타카로틴을 섭취하는 것이 아름다운 피부를 유지하는 데 중요하다.

녹색 계열

대표적인 야채는 청채류(잎과 줄기를 먹는 야채류)이며, 식물의 엽록소인 '클로로필'이 풍부하다. 클로로필에는 정장 작용이 있어 변비 해소에 도움이 되고, 특히 아랫배가 볼록 튀어나온 사람에게 효과적이다. 또한 콜레스테롤 수치를 낮춰주기 때문에 건강한 다이어트에 도움이 된다.

붉은색 계열

대표적인 야채는 토마토이며, 카로틴의 일종인 '리코펜'이 풍부하다. 리코펜의 가장 큰 특징은 안티에이징 효과로 자외선으로부터 피부를 보호하고 신체의 노화를 늦춘다. 또한 항산화 작용이 뛰어나 암을 예방하고 암세포의 증식을 억제한다.

#색깔별로 달라지는 주스의 효능
#풍부한 비타민과 미네랄

'색깔'로 보는 야채 주스의 효능

주황색 계열

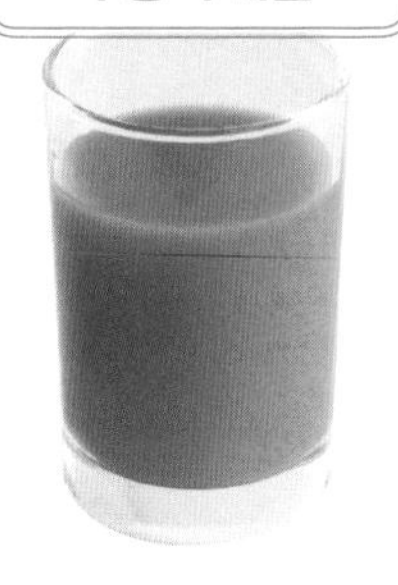

피부가 젊어지는 주스

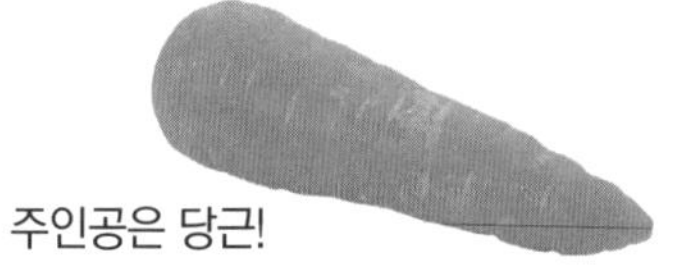

주인공은 당근!

당근의 영양소 '베타카로틴'은 아름다운 피부 관리에 효과적!

녹색 계열

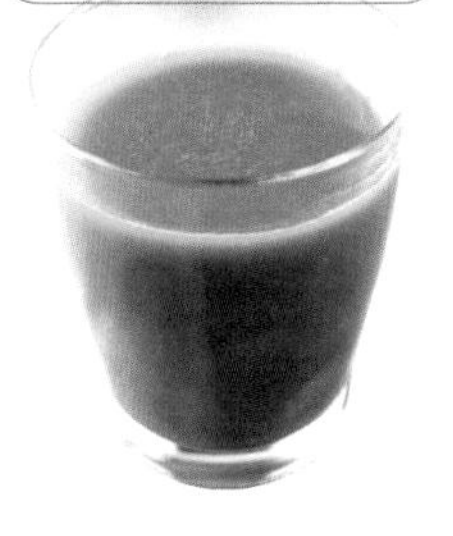

변비 퇴치 주스

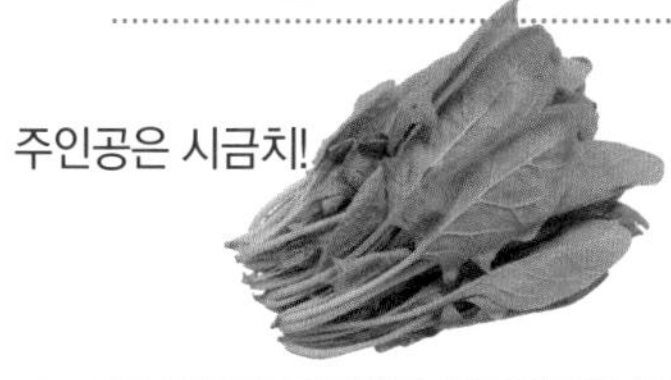

주인공은 시금치!

녹색의 색소 성분 '클로로필'은 정장 작용·변비 해소에 효과적!

붉은색 계열

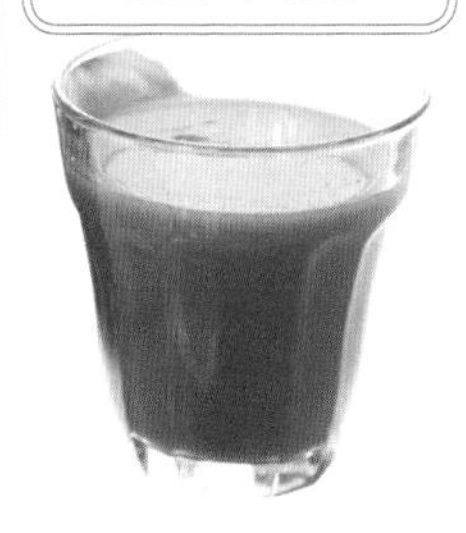

노화 방지 주스

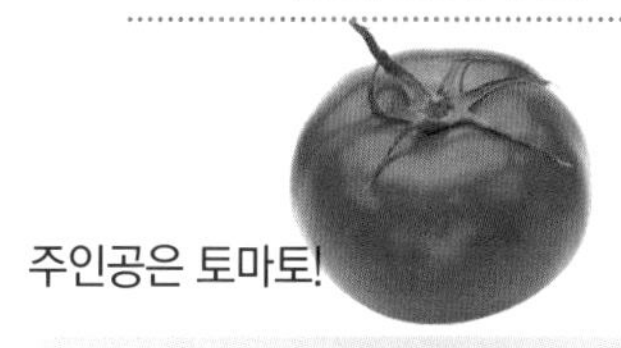

주인공은 토마토!

토마토의 영양소 '리코펜'은 안티에이징에 효과적!

07 '오렌지 주스 1잔'으로 과식과 과음을 방지한다

자기도 모르게 자꾸 과식을 하는 사람에게는 과즙 100퍼센트 오렌지 주스를 추천한다.

오렌지 주스에 들어 있는 풍부한 비타민C와 수분이 결합해 과식을 방지하기 때문이다.

농축 환원 오렌지 주스도 관계없다.

농축 환원이란 원료가 되는 야채와 과일을 짜서 수분을 빼고 농축 가공한 다음 다시 수분을 첨가하여 원래의 농도로 되돌리는 것이다. 시판 주스의 제조 방법으로 널리 사용된다. 다만 이때 설탕을 첨가하거나 원래 저질의 재료를 사용한 제품이 있기 때문에 조심해서 고를 필요가 있다.

농축 가공은 야채와 과일의 영양이 가장 풍부한 제철에 하기 때문에 천연 과즙과 영양 성분이 비슷하다. 더구나 천연 과즙과 칼로리는 같으면서도 판토텐산과 비타민 C의 함유량은 더 높다.

이 영양소가 항스트레스 호르몬의 분비를 촉진해 초조함을 다스려주기 때문에 스트레스성 폭식이나 과음을 막을 수 있다.

식사 전에 먹든 중간에 먹든 효과는 같다.

#과즙 100% 오렌지 주스의 효과
#과식을 막아주는 오렌지 주스
#스트레스성 폭식과 과음을 방지

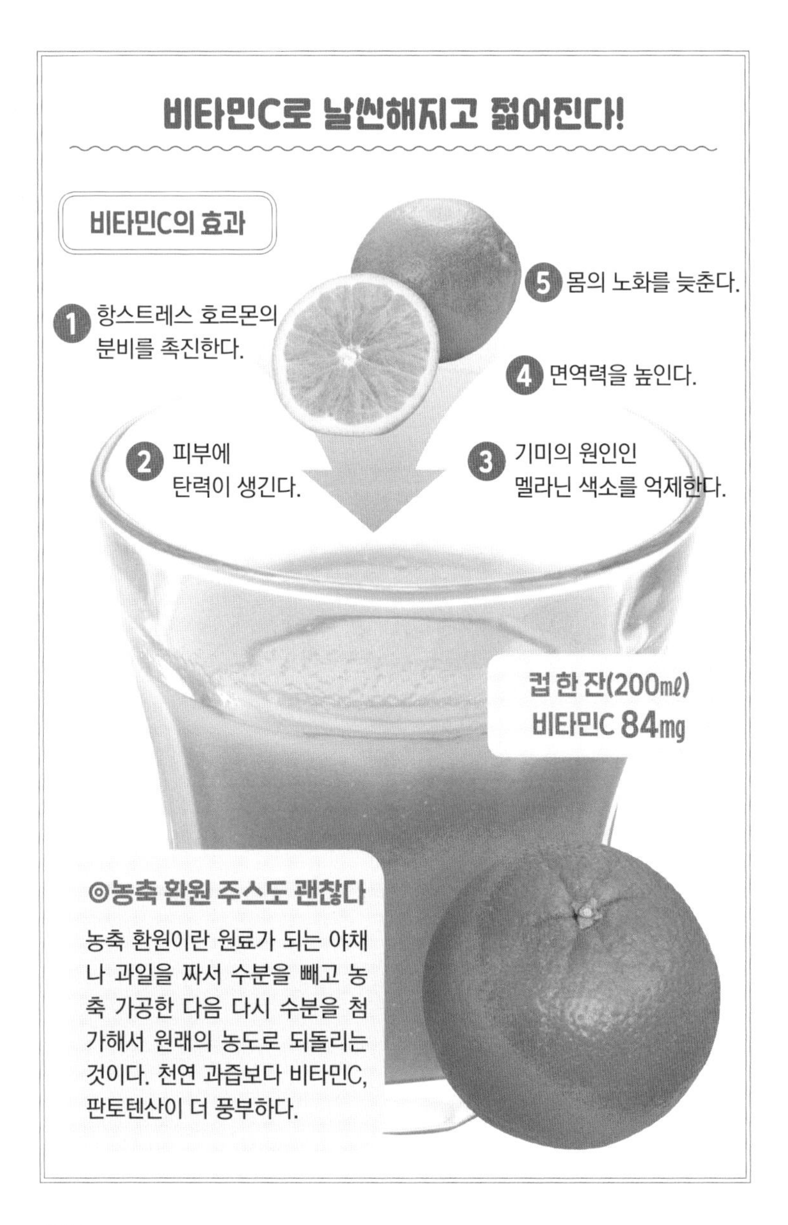
비타민C로 날씬해지고 젊어진다!
비타민C의 효과
1 항스트레스 호르몬의 분비를 촉진한다.
2 피부에 탄력이 생긴다.
3 기미의 원인인 멜라닌 색소를 억제한다.
4 면역력을 높인다.
5 몸의 노화를 늦춘다.
컵 한 잔(200㎖)
비타민C 84㎎
◎농축 환원 주스도 괜찮다
농축 환원이란 원료가 되는 야채나 과일을 짜서 수분을 빼고 농축 가공한 다음 다시 수분을 첨가해서 원래의 농도로 되돌리는 것이다. 천연 과즙보다 비타민C, 판토텐산이 더 풍부하다.

08 자기 전 '따뜻한 우유'는 숙면과 다이어트에 효과!

숙면을 취하면 살이 빠진다. 자는 동안 지방을 분해하는 '성장 호르몬'이 분비되기 때문이다.

성장 호르몬에 대해 잘못 알고 있는 사람이 많은데, 성장 호르몬은 성장기에만 분비되는 것이 아니다. 성장기가 지나면 양이 적어질 뿐, 숙면을 취할수록 원활하게 분비된다.

숙면은 따뜻한 우유 한 잔이면 충분히 가능하다.

우유는 숙면에 필요한 '트립토판' 성분이 풍부하다. 이

것은 아미노산의 일종으로 스트레스 완화에 관여하는 '세로토닌'의 재료가 된다. 그리고 세로토닌은 자연스러운 수면을 촉진하는 호르몬 '멜라토닌'의 재료가 된다. 그러나 세로토닌은 낮에 받는 스트레스로 소비되기 때문에 숙면을 취하려면 많은 양의 트립토판이 필요해진다.

포인트는 우유를 '따뜻하게 데우는 것'이다.

따뜻한 우유를 마시면 몸에 온기가 돌면서 전신의 불필요한 힘이 빠지고 자율신경이 안정되기 때문에 이불에 들어가자마자 금세 깊은 잠에 들 수 있다.

숙면을 취하면 스트레스도 해소되니 일석이조의 효과라 할 수 있다.

#따뜻한 우유
#살을 빼주는 숙면
#스트레스를 완화해주는 세로토닌

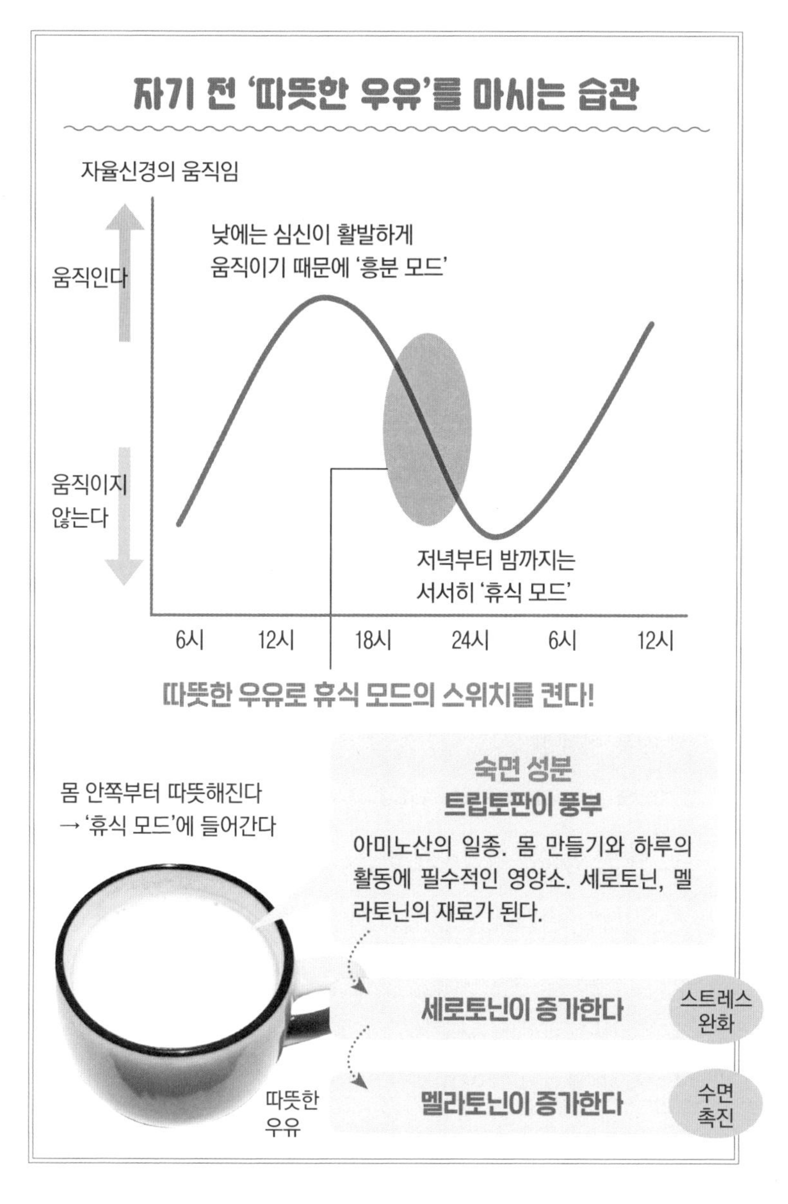
자기 전 '따뜻한 우유'를 마시는 습관
자율신경의 움직임
움직인다
움직이지 않는다
낮에는 심신이 활발하게 움직이기 때문에 '흥분 모드'
저녁부터 밤까지는 서서히 '휴식 모드'
6시
12시
18시
24시
6시
12시
따뜻한 우유로 휴식 모드의 스위치를 켠다!
몸 안쪽부터 따뜻해진다 → '휴식 모드'에 들어간다
숙면 성분 트립토판이 풍부
아미노산의 일종. 몸 만들기와 하루의 활동에 필수적인 영양소. 세로토닌, 멜라토닌의 재료가 된다.
세로토닌이 증가한다
스트레스 완화
멜라토닌이 증가한다
수면 촉진
따뜻한 우유

09 잠자리 들기 2시간 전의 '커피와 차'는 비만의 주범

알다시피 '카페인'은 잠을 깨우는 각성 효과가 있어서 수면을 방해한다.

수면 시간이 짧으면 식욕을 억제하는 호르몬은 줄어드는 반면, 식욕을 왕성하게 하는 호르몬은 증가한다. 체내 호르몬이 불러일으킨 식욕은 어지간해서는 참기 힘들다.

이 말은 곧 숙면을 취하면 불필요한 식욕이 사라진다는 뜻이다. 앞에서 말했듯이 수면 중에는 지방을 분해하는 성장 호르몬도 분비된다. 따라서 잠을 푹 자서 나쁠

것은 하나도 없다.

게다가 수면을 방해하는 식품이라도 올바르게 섭취하면 다이어트는 물론 건강 유지에도 도움이 된다.

카페인이 많은 식품으로는 커피와 녹차, 콜라, 에너지드링크 등이 있다.

카페인의 효과와 지속 시간은 개인차가 상당히 크다. 에너지드링크를 마시면 정신이 말똥말똥해지는 사람이 있는가 하면, 커피를 마신 후라도 바로 잠들어버리는 사람도 있다.

그래도 취침 두 시간 전부터는 가급적 카페인이 많은 음료를 피하는 것이 바람직하다.

#수면 부족은 뚱보 호르몬을
#카페인의 효과와 지속 시간 알기
#취침 두 시간 전부터는 카페인 사절

잠을 잘 자면 살도 잘 빠진다!

숙면을 취했을 때 살이 빠지는 이유

성장 호르몬이 분비된다

지방 연소

대사 UP

성장 호르몬

근육량 UP

수면을 방해한다

카페인이 많은 음료에 주의!

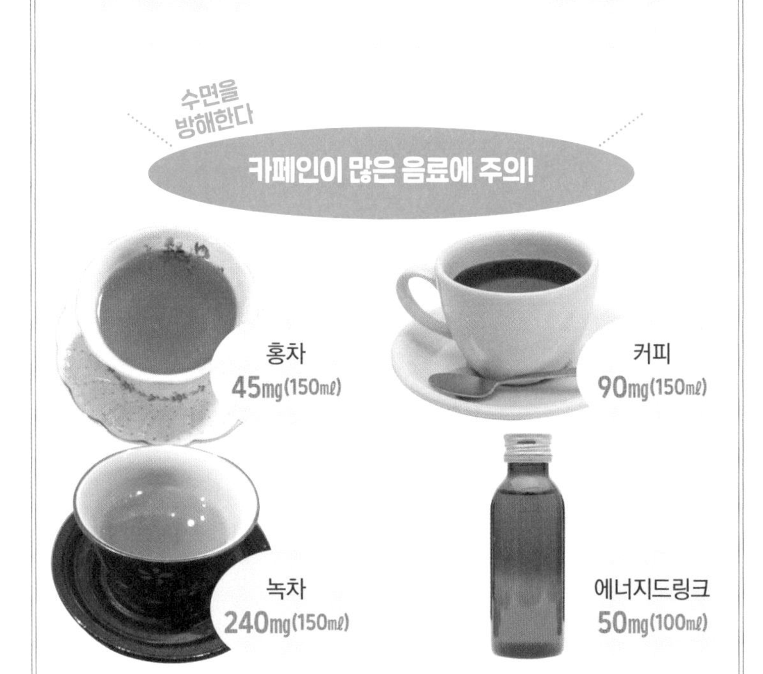

홍차
45mg(150㎖)

커피
90mg(150㎖)

녹차
240mg(150㎖)

에너지드링크
50mg(100㎖)

10 자기 전에 마시는 술은 다이어트에 독이다!

'자기 전에 마시는 한 잔의 술은 숙면에 도움이 된다.'

이런 습관이 있는 사람일수록 살이 찌는 것을 피할 수 없다.

술을 마셔서 취기가 오르면 꾸벅꾸벅 졸다 잠들게 된다. 이러한 성질을 이용해 일부러 자기 전에 술을 마시는 사람도 있다.

그러나 술에 의지한 수면은 질이 좋지 않고 살찌는 원인이 된다.

술에 취한 채 잠들면 왠지 아침 일찍 눈이 떠진다. 더 자고 싶어도 잠이 오지 않는다. 결국 개운치 않은 아침을 맞이하게 되는 것이다.

수면에는 심신의 피로와 스트레스를 해소하고, 식욕을 촉진하는 호르몬의 분비를 억제하는 효과가 있다. 따라서 숙면을 취하지 못하면 우리 몸의 대사가 가져다주는 이러한 효과를 모두 잃게 된다.

술에 의존한 수면은 좋은 점이 하나도 없는 셈이다.

컬럼비아 대학 연구팀에 따르면, 수면 시간이 7~9시간인 사람에 비해 수면 시간이 5시간인 사람은 비만율이 50퍼센트, 4시간 이하인 사람은 73퍼센트나 높아진다.

즉, 잠을 잘 자야 식욕을 억제하는 호르몬이 분비되어 불필요한 식욕에 휘둘리지 않게 되는 것이다.

#잠들기 전의 음주
#술에 의지한 수면은 다이어트의 적
#술에 의존할수록 높아지는 비만율
#좋은 수면이 답

자기 전의 음주로 살이 찌는 이유

Q 잠이 안 오면 어떻게 하는가?

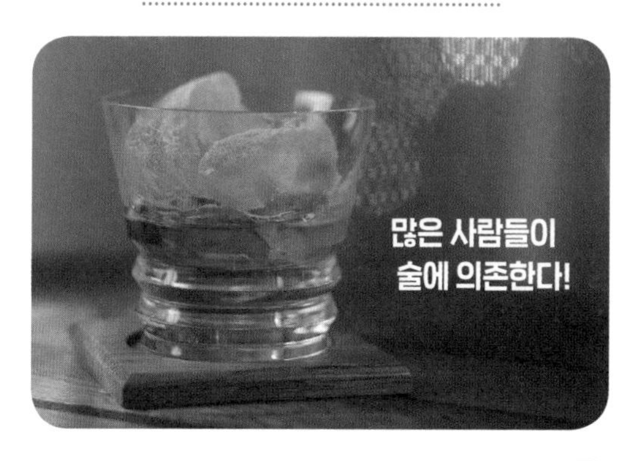

자기 전에 술을 마신다

당장 멈추는 것이 정답!

취침 전 음주로 살이 찌는 원리

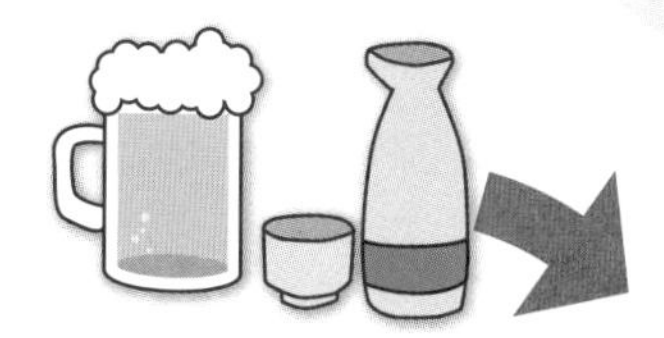

살찌는 원인!

불필요한 식욕이 솟아오른다

수면의 질이 나빠진다

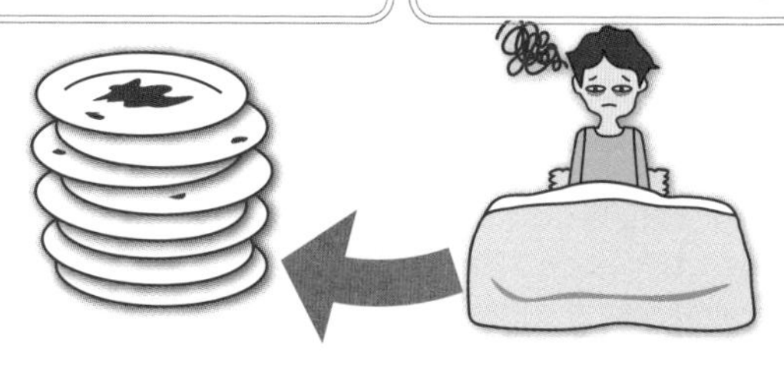

먹어도 먹어도 살찌지 않는
고칼로리 다이어트

초판 1쇄 인쇄 | 2019년 5월 2일
초판 1쇄 발행 | 2019년 5월 4일

지은이 | 기쿠치 마유코
옮긴이 | 안혜은
펴낸이 | 황보태수
기획 | 박금희
교열 | 양은희
디자인 | 호기심고양이
인쇄 · 제본 | 한영문화사
펴낸곳 | 이다미디어
주소 | 경기도 고양시 일산동구 정발산로 24 웨스턴타워1차 906-2호
전화 | 02-3142-9612
팩스 | 0505-115-1890

이메일 | idamedia77@hanmail.net
블로그 | http://blog.naver.com/idamediaaa
네이버 포스트 | http://post.naver.com/idamediaaa
페이스북 | http://www.facebook.com/idamedia
인스타그램 | http://www.instagram.com/idamedia77

ISBN 979-11-6394-014-2 13510